T0147044

CEREBRO Y FÚTBOL

CEREBRO Y FÚTBOL

LA PARTE CIENTÍFICA EN LA FORMACIÓN DEL NIÑO

Dr. Héctor Ramón Martínez Rodríguez

Número de Control de la Biblioteca del Congreso de EE. UU.:　　2020905662
ISBN:　　　Tapa Dura　　　　　　　　　　　　　978-1-5065-3203-5
　　　　　　Tapa Blanda　　　　　　　　　　　　978-1-5065-3204-2
　　　　　　Libro Electrónico　　　　　　　　　 978-1-5065-3205-9

Información de la imprenta disponible en la última página.

Fecha de revisión: 03/04/2020

Para realizar pedidos de este libro, contacte con:
Palibrio
1663 Liberty Drive
Suite 200
Bloomington, IN 47403
Gratis desde EE. UU. al 877.407.5847
Gratis desde México al 01.800.288.2243
Gratis desde España al 900.866.949
Desde otro país al +1.812.671.9757
Fax: 01.812.355.1576
ventas@palibrio.com
810576

ÍNDICE

Dedicatoria

A mi esposa Celina Menchaca quien ha orientado mi camino y ha sido constante estímulo a lo largo de mi vida deportiva y profesional.

A mis hijos Jessica, gran deportista, Héctor (HR2) y Rodrigo, quienes participaron con éxito en el fútbol profesional y universitario. Son mi inagotable fuente de inspiración.

A Mauricio Santos y Gabriela Garza, hijos políticos con grandes valores universales que han consolidado nuestra familia.

Para Mariana, Mauricio Jr., Juan Pablo, Héctor (HR3), Ana Gaby y Maya de quienes tengo la certeza que trabajarán para forjar un mundo mejor.

A todos aquellos futbolistas que entrené en el club de fútbol infantil y juvenil Regios, A.C., con ellos comprobé que el triunfo siempre será consecuencia del esfuerzo y la disciplina.

"Pregúntate si lo que estás haciendo hoy te acercará al lugar en el que quieres estar mañana"

Jackson Brown

Introducción

Este libro está escrito para el entrenador de fútbol de categorías infantiles y juveniles, para los padres de familia, para el adolescente que tiene la ilusión de transitar hacia el fútbol de alto rendimiento e incluso para los niños. Se ha descubierto que niños pequeños de cuatro o cinco años de edad, pueden entender principios importantes sobre el funcionamiento del cerebro. Pretendo informar de las funciones básicas de nuestro cerebro para conducirlos a una vida plena, no importando si el camino o la ilusión del joven es transitar hacia el deporte de alto rendimiento, o simplemente para desarrollar todo el potencial con que cuenta el cerebro. Los capítulos están escritos pensando en un público de entrenadores jóvenes que se dediquen a educar niños dentro del ámbito del fútbol; sin embargo, el padre de familia puede leerlo en voz alta para ajustarlo y comentarlo al nivel de su hijo de edad escolar. No obstante que el contenido del libro tiene una base claramente científica, la intención es que el lector no tenga la impresión de que está leyendo un texto académico de neurociencias. La información básica que se describe es sencilla y la considero relativamente fácil de comprender. Si se entiende cómo funciona el cerebro, se podrá mejorar la forma de enseñar del entrenador, y los futbolistas podrán también mejorar las formas de aprender, potenciando las aptitudes y habilidades. No solamente en la infancia podemos reconfigurar el cerebro al realizar actividades deportivas, musicales, intelectuales y sociales; la reconfiguración de la función cerebral nos permite ser más sanos y felices. Este reordenamiento es aplicable para todos, en cualquier etapa de la vida. El cerebro tiene múltiples regiones y cada una desempeña funciones diferentes, necesitamos la integración funcional de todos los sectores, para que el cerebro actúe de una manera integrada si queremos alcanzar el mayor rendimiento. Cuando todas las áreas del cerebro trabajan juntas, el niño experimentará una sensación de integración y progreso.

El lector de este libro puede revisar los capítulos en forma secuencial, sin embargo, puede brincar de uno a otro sin la sensación de estar perdiendo continuidad de la información. El escribir once capítulos, metafóricamente se relaciona con los once niños o jugadores de un equipo de fútbol, además la metáfora de la integración horizontal y vertical que tiene el cerebro, al igual que la integración que debe tener un equipo dentro del desarrollo de un partido de fútbol.

Contamos con el cerebro derecho (emocional e integral) y el cerebro izquierdo (ordenado y lógico), esta integración también ocurre simbólicamente dentro del campo de fútbol cuando se traslada el balón a lo ancho de la cancha (integración horizontal), controlando la posesión del balón, y buscando sectores por dónde penetrar a la defensiva del equipo contrario. Esta integración horizontal también ocurre en el sector defensivo, realizando el recorrido de líneas en forma horizontal donde un defensa lateral pasa a ser defensa central, y el defensa central se recorre a la defensa lateral (integración horizontal), buscando superar en número al delantero del equipo contrario. Integrar el funcionamiento del cerebro superior (reflexivo) con el cerebro inferior (intuitivo) es primordial. En un partido de fútbol, la integración también debe ser vertical, quienes juegan por las bandas deben participar a lo largo de la cancha en sentido vertical realizando labores defensivas y ofensivas, integrándose con los compañeros que estarán por ese mismo sector, realizando coberturas y relevos (integración vertical). Lo mismo ocurre con los jugadores que participan en el centro del campo: deben defender, y en ciertos momentos del partido participar a la ofensiva.

La manera de cómo nuestros jóvenes futbolistas dan sentido a sus vidas, no sólo tiene relación con lo que les ocurre en la vida diaria, sino también con la respuesta de sus padres, maestros y entrenadores. Las actividades educativas, el deporte y la música configuran nuestro cerebro en forma continua a lo largo de nuestra vida, pero estos estímulos serán de mayor alcance cuando se realizan en la niñez y adolescencia. Los avances científicos de las neurociencias en el ámbito de la neuroplasticidad apoyan el enfoque de que los padres pueden moldear el crecimiento continuo del cerebro de sus hijos, según las experiencias que le ofrezcan, por ejemplo horas en videojuegos, configura el cerebro de una manera, las actividades deportivas lo configuran de otra manera mucho mas positiva y apropiada para la vida.

Este libro en el capítulo primero puntualiza la estructura anatómica del cerebro, las células que lo componen, llamadas neuronas, la interconexión de éstas a través de prolongaciones que se llaman dendritas y axones. La multiplicidad de las dendritas conforman el neurópilo, que nos brindan la capacidad intelectual y la posibilidad de destrezas motoras. En el capítulo segundo se describen las características del cerebro derecho y el cerebro izquierdo, cada uno de ellos con funciones especializadas, que al activarse en forma integrada, nos permiten alcanzar objetivos complejos y pueden llevar a cabo tareas elaboradas como las que requiere el fútbol. Se puntualiza la integración del cerebro derecho con el izquierdo, y el cerebro superior con el inferior para encontrar el máximo funcionamiento del cerebro como un todo. En el capítulo tercero se relatan los conceptos del talento, inteligencia y funciones cognitivas, además de las condiciones que influyen en el joven futbolista mexicano en su trayectoria hacia el fútbol profesional, incluyendo la importancia de la inteligencia emocional y la resiliencia. Los conceptos de aprendizaje y la motivación son analizados en el capítulo cuarto, donde se incluye la visualización, el soñar e imaginar diariamente las destrezas aprendidas que son también formas de adiestramiento. En el capítulo quinto se describe el funcionamiento del cerebro, el autodiálogo positivo y el empoderamiento, además de las funciones que ejecuta cada lóbulo, los ganglios basales, la amígdala cerebral, el sistema límbico y la participación de los neurotransmisores. En el capítulo sexto se puntualiza la forma de estimular apropiadamente el cerebro durante la infancia y la adolescencia. El capítulo séptimo relata la importancia de los ejercicios de flexibilidad y estiramiento, importantes para el adecuado desarrollo de la actividad neuromuscular durante el desarrollo de los partidos de fútbol, sean o no, dentro del deporte de alto rendimiento. El capítulo octavo continúa con la descripción de los elementos indispensables de la capacidad físico-atlética del niño y del adolescente para ejecutar actividades deportivas o fútbol de mediano o alto rendimiento que incluyen velocidad, fuerza muscular, potencia y resistencia muscular aeróbica. El capítulo noveno puntualiza los conceptos de la Psicología en el fútbol y de la técnica de "BrainSpotting", útil en el manejo de traumas psicológicos que ocasionan bloqueos en el desempeño del fútbol. En el capítulo décimo se relatan métodos para lograr hábitos positivos importantes en el neurodesarrollo del niño y del adolescente para su vida futura, ya sea que esté encaminada o no hacia el fútbol. El capítulo once describe a los zurdos dentro del fútbol, habla del papel de los extranjeros en las divisiones profesionales del fútbol mexicano y la importancia de la educación de los entrenadores, que se encargan de la preparación de categorías infantiles y juveniles en nuestro país.

Por fortuna, durante mi infancia pude contar con el mejor entrenador que un niño pudo haber tenido, mi Padre, llamado por sus múltiples alumnos de fútbol como Don Agustín. Encargado de la Sección de deportes de una compañía tabacalera de la ciudad de Monterrey. En las canchas deportivas de dicha institución, fui entrenado junto con mis cuatro hermanos mayores en actividades deportivas con especial énfasis en el fútbol. Durante la adolescencia fui invitado a ingresar a las fuerzas básicas del equipo de primera división profesional del C.F. Monterrey, dirigidas por un extraordinario entrenador de fútbol, Don Mario Pérez. Como jugador de fútbol, Don Mario participó con la Selección Mexicana y fue entrenador del equipo Monterrey de primera división; no obstante, su pasión era educar jóvenes llevando a debutar en este equipo a un número significativo de jóvenes que llegaron a las fuerzas básicas del C.F. Monterrey. Estas observaciones me permiten confirmar uno de los conceptos acerca de la formación y desarrollo del niño: "para formar jugadores de calidad se requiere poner calidad en el proceso". Si cuentas con un entrenador con las habilidades que se deben tener para educar al niño, se podrán obtener excelentes resultados a futuro.

Durante mi infancia presenciaba los partidos de fútbol de mis hermanos mayores al igual que sus entrenamientos, observaba movimientos y destrezas que realizaban durante los partidos. Al jugar con niños de mi edad, en forma intuitiva realizaba los mismos movimientos que había observado en mis hermanos mayores. Estas observaciones durante mi infancia, aunadas a los conocimientos que adquirí en las neurociencias, incluyendo el descubrimiento de las neuronas espejo, explican los motivos por los cuales los hermanos menores desarrollan mejor las aptitudes para el fútbol que los hermanos mayores. Aprendí hace poco más de dos décadas la importancia de activar el funcionamiento de las neuronas espejo mediante estímulos adecuados, observando movimientos apropiados de jugadores destacados. Las neuronas espejo del niño se activan recurrentemente durante las múltiples veces que hayan visto a sus hermanos mayores chutar una pelota, efectuar un amague, esquivar un defensivo, amagar y correr por la banda, entre otras jugadas. Desde su nacimiento el niño cuenta con la tendencia a imitar los gestos de los demás, capacidad innata de imitación que tiene su base en las neuronas espejo, facultad que se va refinando con el aprendizaje. En el fútbol este concepto de imitación es de gran importancia durante la infancia y la adolescencia.

Finalmente, quiero agradecer al lector de este libro, esperando que la información presentada sea de ayuda para los jóvenes entrenadores y los niños que estarán bajo su tutela en este camino maravilloso que es el fútbol, y decirles, como algún día Johan Cruyff mencionó: "Para muchos, el fútbol se juega con los pies. Para mí, se hace con la cabeza y se usan los pies".

Prólogo

Con el honor que representa aceptar el escribir el prólogo de este maravilloso libro escrito por el **Dr. Héctor Ramón Martínez Rodríguez**, con el título del **Cerebro y Futbol**, en el cual describe en una forma muy clara y didáctica el aspecto científico del conocimiento del cerebro en cuanto a su anatomía y función directamente relacionada al fútbol, en un lenguaje apropiado para toda persona que esté involucrada en el deporte con énfasis en él entrenamiento, educación y desarrollo de jugadores de fútbol. Muchas felicidades por esta gran aportación al fútbol soccer.

He tenido el privilegio de conocer al Dr. Héctor R. Martínez, como jugador, estudiante y maestro de Neurología de las Instituciones Universitarias en las que se formó y ha laborado como es La Facultad de Medicina de la UANL y el TEC Salud. Esta asociación de cualidades tanto de extraordinario jugador de fútbol soccer, como erudito de una ciencia como es la Neurología, representan un gran valor agregado a lo que en la teoría, vivencia y experiencias el relata en cada uno de los capítulos de este libro, en lo que detalla en una forma extraordinariamente fascinante y con mucha claridad el entender conceptos básicos fundamentales del aprendizaje, que debiéramos tener todos los personajes que nos encontramos en el entorno de un jugador de fútbol soccer en desarrollo, como son padres de familia, profesores de escuela, entrenadores, coordinadores deportivos, fisioterapeutas, kinesiólogos, médicos, directivos, analistas y escritores de fútbol.

Este libro escrito en once capítulos como el metafóricamente lo relata en relación con los once jugadores que conforman un equipo de fútbol soccer, va describiendo los conceptos ligados de la teoría a la práctica, las etapas de la vida, como va creciendo el ser humano y se va desarrollando el cerebro y muestra porque la importancia de conocer estos conceptos por parte del profesor o entrenador para el óptimo aprendizaje del jugador. Habla de la integración de las complejas estructuras que componen el sistema nervioso central en una forma por demás sencilla y fácil de entender, de como estas estructuras se integran y explica por qué hay que trabajar con este conocimiento que nosotros tenemos genéticamente, cualidades heredadas, pero si estas no se entrenan y se desarrollan no se alcanzaran las metas deseadas.

Describe también como en la capacidad intelectual o cognitiva radica un gran poder que se debe estimular y alcanzar que es la inteligencia emocional, requerida para luchar en la vida por los sueños que se van formando desde la infancia y adolescencia, y que permite que las neuronas espejo, por medio de la imitación y repetición con un entrenamiento apropiado logren o superen sus sueños y disminuyan las frustraciones. Y finalmente en una forma muy crítica hace un llamado a la sociedad mexicana para que tengamos entrenadores preparados y certificados de alto nivel, a fin de que podamos contar con un mayor desarrollo de talentos mexicanos.

Dr. med. Oscar Salas Fraire
Jefe del Departamento de Medicina del Deporte y Rehabilitación
Facultad de Medicina y H. U. UANL.

Capítulo Primero

El Cerebro

El cerebro por lo general en un adulto alcanza un peso de 1.4 Kg aproximadamente. Utiliza el 20% del oxígeno inhalado en cada respiración y el 15 % de la sangre que envía el corazón en cada latido. Es un órgano pequeño, no obstante, requiere gran cantidad de oxígeno y aporte sanguíneo para realizar múltiples actividades diariamente. Si por alguna razón se interrumpe el suministro de sangre al cerebro o baja la concentración de glucosa en la sangre, se pierde la conciencia en pocos segundos.

La estructura del cerebro por su cara externa tiene múltiples surcos y cisuras, esto favorece a que se acomoden la gran cantidad de neuronas que contiene (figura 1). Se ha estimado que *si colocamos cada neurona de nuestro cerebro por separado, una enseguida de otra, se alcanzaría una línea de tejido neuronal de hasta mil kilómetros.* Al mencionar estas características de peso y constitución anatómico-funcional cerebral, es importante describir que *la inteligencia, capacidad motora, coordinación y talento de cada individuo, no dependen del peso cerebral,* "el sujeto con cabeza más grande o mayor peso cerebral, no es más inteligente". La inteligencia y capacidad funcional dependen entre otras cosas, del número de conexiones que se establezcan entre las neuronas durante el desarrollo a partir del nacimiento, además de los factores genéticos. Se denomina encéfalo a todo el contenido dentro de la cavidad craneal, está formado por cuatro partes: el cerebro, cerebelo, tallo cerebral y diencéfalo. Está protegido por las meninges (piamadre, aracnoides y duramadre) y el hueso craneal. Entre las meninges que lo recubren se encuentra el líquido cefalorraquídeo (LCR), que sirve para amortiguar golpes en el cráneo, al igual que para eliminar productos del metabolismo neuronal. *En la infancia, el estímulo de la motricidad es importante para desarrollar habilidades y destrezas motoras encaminadas hacia el deporte, sin olvidar los aspectos emocionales, afectivos y conductuales,* entre otros.

El cerebro y el cerebelo ocupan el mayor volumen del encéfalo, son importantes para desarrollar, ejecutar y coordinar las actividades motoras y físico-atléticas. El cerebro además tiene el control de las actividades mentales llamadas también funciones cerebrales superiores. *El cerebelo es de gran trascendencia para el desarrollo del niño futbolista hacia el alto rendimiento.* Se encarga de coordinar el movimiento de músculos agonistas y antagonistas, movimientos motores finos, gruesos y el balance corporal. Esta área anatómica debemos estimularla con ejercicios de coordinación y flexibilidad para el desarrollo motriz encaminado hacia actividades deportivas, no obstante, son necesarias en cualquier individuo niño o adulto. *La coordinación motora gruesa y fina es necesaria en el fútbol, por lo cual es importante entrenarla desde temprana edad.* Si no instruimos en esta área al niño que practica algún deporte, encontraremos deficiencias en su desarrollo y no se podrá alcanzar la excelencia en la práctica del fútbol.

El cerebro se encuentra dividido en hemisferio cerebral derecho y hemisferio cerebral izquierdo. Actúan en conjunto porque se comunican a través de una banda gruesa de fibras mielínicas llamada cuerpo calloso. Esta banda permite una rápida comunicación entre ambos hemisferios, produciendo respuestas muy variadas a gran velocidad incluyendo aquellas relacionadas con las destrezas motoras. Al estimular el cuerpo calloso mediante el entrenamiento y fortalecimiento de destrezas motoras con ambos miembros, facilitaremos que el niño pueda realizar actividades motoras en forma adecuada con sus miembros superiores e inferiores, derechos e izquierdos. En el individuo diestro, el brazo derecho es dominante para actividades motoras. En el ser humano las vías se cruzan en la parte baja del tallo cerebral por lo cual, en la persona diestra, el hemisferio cerebral izquierdo es el que tiene la dominancia para la motricidad, escritura y lenguaje. Por el contrario, el hemisferio cerebral derecho se especializa en el reconocimiento de objetos, figuras, distinguir distancias y trayectos entre dos puntos, entre otras funciones. Los zurdos tienen el centro de dominancia para el lenguaje y la motricidad en el hemisferio derecho, aunque se considera que la mayor parte de los zurdos mantienen la dominancia cerebral en el hemisferio izquierdo o pueden tener la dominancia cerebral en ambos hemisferios. *Los zurdos, cuando son entrenados adecuadamente durante la infancia en actividades físico-atléticas, mostrarán habilidades y destrezas para actividades deportivas por encima del promedio* y por lo general obtendrán desarrollo escolar sobresaliente debido a que contarán con mayor reserva funcional cerebral para actividades motoras e intelectuales.

El cerebelo, después del cerebro, es la estructura más grande del encéfalo, es un sector anatómico que se encuentra en la parte posterior e inferior del encéfalo (figura1); desempeña el papel regulador en la coordinación de la actividad muscular influyendo en coordinar al sistema motor; requiere estar constantemente informado de lo que debe hacer para coordinar la actividad muscular de una manera correcta y apropiada; recibe continuamente información que envían músculos y articulaciones acerca de la posición y postura que llega a través de la médula espinal hasta el cerebelo; recibe además información del oído interno (sistema vestibular), de la corteza cerebral, de los núcleos grises profundos (ganglios basales) y del tallo cerebral. En la actualidad se ha descubierto que el cerebelo puede participar conjuntamente con el lóbulo frontal del cerebro en procesos de atención y concentración. Por lo anterior, es de gran importancia realizar durante la infancia y la adolescencia ejercicios de cordinación motora, con la finalidad de que se involucre al cerebelo tanto en la maduración de la función motora, como en los procesos de atención y concentración, que son importantes para el desarrollo de actividades deportivas, incluyendo las de alto rendimiento, al igual que en el desempeño de actividades escolares y de aprendizaje académico.

El encéfalo y la médula espinal conforman el sistema nervioso central (SNC), estas estructuras reciben información de todas partes del cuerpo incluyendo los órganos de los sentidos. La médula espinal envía al cerebro información motora y sensitiva de todo el cuerpo a estructuras específicas, donde se procesan y se envían respuestas a través de vías descendentes hacia la médula espinal. A partir de la médula salen raíces espinales que forman los nervios periféricos que llevan la información del SNC a todo el cuerpo incluyendo músculos, tendones y articulaciones.

El SNC está constituido por miles de millones de neuronas (figura 2), localizadas en la materia gris del cerebro (figura 3), núcleos grises y en astas grises de la médula espinal. *El cerebro contiene entre 80 y 100 mil millones de neuronas.* Cada neurona se comunica con cientos o incluso con miles de neuronas en forma casi constante durante el día, recibiendo una carga o estímulo eléctrico cada 0.001 segundos. Esta comunicación puede ocurrir hasta 500 veces por segundo y constituye el lenguaje existente entre las neuronas.

A partir del nacimiento, en el cerebro se establece un proceso de crecimiento de axones y proliferación de las dendritas que se forman a partir del cuerpo de la neurona. Las dendritas forman el neurópilo (densidad de dendritas entre las neuronas) que es importante para las múltiples actividades neuronales. La mielina es formada por células gliales llamadas oligodendrocitos, la cual va cubriendo cada una de las vías que conectan axones y dendritas. La mielinización (envoltura de mielina en cada una de las vías) que ocurre en la niñez, al igual que *el aumento de las conexiones que se logran al iniciar lenguaje, actividad motora y escolaridad, generan el aumento del volumen y peso del cerebro que alcanza el desarrollo del adulto a los 14 años de edad.*

En los primeros meses de vida y hasta los dos años de edad, ocurre un proceso de "poda", mecanismo por el cual, neuronas que no se utilizan y las dendritas que no forman conexiones neuronales, se atrofian y mueren. Debido a este proceso de "poda", se considera importante en este periodo de desarrollo realizar estimulación motora, sensitiva, auditiva y visual para optimizar el desarrollo de conexiones o neurópilo en el cerebro. El desarrollo neuronal y sus conexiones dependen no sólo de factores genéticos (establecidos a través de la herencia), sino también, de utilizar las neuronas para favorecer su función y desarrollo de redes neuronales. *Si no ofrecemos al infante estimulación a los órganos de los sentidos mediante repeticiones suficientes y adecuadas, se limitará el crecimiento y desarrollo del cerebro*, limitando su óptima funcionalidad en infancia, adolescencia y adultez temprana. La estimulación de los órganos de los sentidos favorece la mielinización de estas áreas que son importantes para el control y funcionamiento de la visión, audición y motricidad.

El cerebro tiene neuronas sensitivas, neuronas motoras y neuronas de asociación. Las sensitivas responden a estímulos tales como el tacto, calor, dolor o sustancias químicas y envían información acerca del estímulo que han recibido hacia el SNC. Las neuronas de asociación en el cerebro recogen la información, la interpretan y a su vez envían instrucciones a las neuronas motoras, las cuáles, al recibir la información procesada por las neuronas de asociación, producen una respuesta transportada a diferentes partes del cuerpo. La corteza cerebral es la parte más periférica del cerebro, está formada por seis capas de neuronas (figura 3). Las neuronas *sensitivas* reciben información de ojos, oídos, músculos, articulaciones y piel; las neuronas *motoras* reciben información y envían una respuesta a los músculos.

Existen otros tipos de neuronas que trabajan en condiciones específicas: las interneuronas y las neuronas espejo. *Las neuronas espejo* se encuentran en el lóbulo parietal del cerebro y en el área del lenguaje (área de Broca). Estas neuronas fueron detectadas inicialmente en primates, posteriormente en humanos. Se activan en forma inconsciente, el observador realiza una acción o movimiento imitando la que está efectuando el sujeto observado, de allí su nombre de neuronas "espejo". *Se considera al descubrimiento de las neuronas espejo uno de los avances más significativos en la última década por su participación en actividades cognitivas ligadas a la vida social, incluyendo empatía e imitación.* Desde el nacimiento el ser humano muestra una tendencia a imitar los gestos de los demás, esta capacidad innata de imitación tiene su base en las neuronas espejo que se va refinando con el aprendizaje durante la infancia y la adolescencia. A mayor repetición de la conducta observada, mayor será la activación de las neuronas espejo, más auténtica la simulación y el aprendizaje. *Cuando se hace consciente la funcionalidad de las neuronas espejo se perfeccionarán habilidades y destrezas motoras (ej. destreza futbolística).* Se considera que estas neuronas pueden estar también involucradas en la visión y en la memoria. Se ha demostrado que en el cerebro de la mujer hay un mayor número de neuronas espejo y el sistema es más activo que en el cerebro masculino.

Las interneuronas son neuronas pequeñas y de axón corto, localizadas en la corteza cerebral y las astas grises de la médula espinal. Se interconectan sólo con otras neuronas, se les conoce como neuronas de asociación, ya que se localizan entre las neuronas sensitivas y motoras. Tienen la función de analizar información sensorial y almacenar parte de ella, además de que participan en actos reflejos, y trabajan como puente de comunicación entre neuronas sensitivas y motoras.

Investigaciones recientes han demostrado que el cerebro humano, no importando la edad, puede generar nuevas neuronas, este concepto es contrario al conocimiento tradicional que establecía que las neuronas no podían regenerarse. He participado en investigaciones donde hemos demostrado que algunos tipos de células madre de la médula ósea del ser humano, que ordinariamente se han considerado únicamente como productoras de células sanguíneas, al ser cultivadas en medios especiales, generan neuronas motoras. Estos hallazgos sugieren que el cerebro tiene la capacidad de reparación cerebral, al igual que otros tejidos del cuerpo humano.

El sector de unión entre una neurona y la siguiente se llama sinapsis, y a este nivel se liberan sustancias químicas llamadas neurotransmisores. Cuando existe suficiente cantidad del neurotransmisor en la sinapsis, la neurona siguiente es estimulada y transporta el impulso del cerebro hacia la periferia a través del sistema nervioso periferico (SNP), donde se estimula a músculos y articulaciones para efectuar la actividad motora, la cual puede ser *acción voluntaria*: realizada bajo el control consciente del cerebro (ej.: levantar un vaso, patear una pelota, etc.), o *acción involuntaria*: se efectúa sin el control consciente del cerebro (ej.: digestión, respiración, circulación, sudoración, etc.).

Un acto reflejo es una acción involuntaria, este tipo de reflejo es por lo general un movimiento súbito tal como retirar la mano de un objeto que detectemos como muy caliente o que lastima. La mayoría de las acciones reflejas son gobernadas por la médula espinal. Uno se da cuenta de que esto sucede porque algunos impulsos viajarán al cerebro, el cuál nos informará lo que está sucediendo. Al mecanismo que forma el acto de respuesta se conoce como arco reflejo. *En el fútbol, en múltiples ocasiones, se realizan actividades motoras en forma de arco reflejo.* Es importante entrenar al niño a realizar este tipo de actos en una forma consciente, enseñando a su cerebro a que participe de la realización de este acto motor. *La participación de la conciencia o control cerebral sobre el arco reflejo en la práctica del fútbol se logra mediante la repetición adecuada de un acto motor*; bajo la influencia del cerebro, las respuestas motoras serán adecuadas y bien coordinadas. En este apartado es importante mencionar un concepto que se mencionará con frecuencia: *"El cerebro aprende a base de repeticiones".*

El cerebro es el único órgano que puede efectuar toma de decisiones acerca de acciones a realizar. Estas decisiones se basan en experiencias pasadas debido a información depositada (memoria para hechos remotos). Este concepto es importante en el futbolista encaminado o no, hacia el alto rendimiento, porque *"las experiencias y el entrenamiento de coordinación y destrezas motoras deben ser apropiadas o de excelencia". "Para obtener futbolistas de calidad hay que poner calidad en el proceso".*

Desde temprana edad, el niño debe realizar los ejercicios de coordinacion apropiados y ajustarlos a su edad de niño o de adolescente. Por lo tanto, *el entrenador debe saber no sólo de fútbol, sino también de los procesos básicos de fisiolgía y maduración.* De tal forma, la toma de decisiones durante un partido de fútbol dependerá entre otras cosas, de las destrezas, las habilidades y la capacidad física (memoria motora, memoria muscular), que se desarrollaron a través de múltiples repeticiones. La toma de decisiones se efectúa también para eventos presentes y planes futuros.

Al momento de nacer, un infante se encuentra indefenso, dedica al menos un año para caminar, dos o más años para articular algun pensamiento y es totalmente dependiente de quienes se encargan de su cuidado. Sin embargo, al comparar al ser humano con otros mamíferos, notamos diferencias motoras bastante significativas, por ejemplo, las jirafas se paran unas horas después de nacer, y las zebras pueden correr a los 45 minutos después de su nacimiento. Estos hechos parecen indicar una ventaja significativa en otras especies de mamíferos; sin embargo, esto significa una limitación, ya que el cerebro de estos animales está preprogramado para un determinado sistema del cual no pueden salir o mejorar a lo largo de su existencia. En cambio, el cerebro humano, al nacimiento de un infante, se encuentra bastante incompleto, por lo cual, mediante el proceso de maduración que incluye la formación de redes neuronales y la mielinización de estas redes, el cerebro se va moldeando a través de las diferentes enseñanzas que provienen de los padres, de su entorno y de entrenamientos específicos. De hecho, el número de neuronas es el mismo en niños y adultos, el secreto se encuentra en cómo estas neuronas se conectan. Hace un par de décadas se consideraba que el desarrollo del cerebro se completaba al término de la infancia. Sin embargo, ahora sabemos que el proceso de maduración de ciertas áreas del cerebro continúa hasta los 25 años de edad. Los primeros 10 años de vida son significativamente importantes para los cambios y la reorganización neural que afecta en forma dramática nuestras características, incluyendo nuestra conducta y la forma con que reaccionaremos al medio ambiente que nos rodea. *En los primeros cinco años de vida, el cerebro adquiere mayor cantidad de información y aprendizaje que durante cualquier otro periodo de nuestra existencia.* Alrededor de los 10 años se alcanza el peso cerebral y la actividad eléctrica cerebral del adulto. Para las actividades motoras *la maduración cerebral adquirida de los 10-14 años de edad es fundamental para el desarrollo del futbolista de alto rendimiento.* Sin embargo, debo mencionar que existen diferencias funcionales, producto de los procesos de maduración entre el cerebro del adulto y el del adolescente.

Una de estas diferencias se localiza en la llamada *Corteza Prefrontal Medial (CPFm)*. Esta área cerebral se activa en situaciones sociales que representan algún significado emocional y alcanza su pico máximo de desarrollo alrededor de los 15 años (figura 4). Antes de completarse el proceso de maduración de la CPFm, el adolescente toma riesgos que llamen la atención buscando aceptación y reconocimiento del grupo y muestra una conducta impulsiva dominada por la amígdala cerebral (sector localizado en áreas profundas del cerebro que modula la impulsividad). Conforme pasamos de la infancia a la adolescencia, el cerebro tiende a la búsqueda de recompensas en sectores cerebrales relacionados con áreas de placer, tales como el *Núcleo Accumbens*. Por lo anterior, es evidente que el adolescente no sólo es emocionalmente hipersensible sino también es menos capaz de controlar sus emociones, como lo hace un adulto. *La corteza orbitofrontal (COF)* es otra área cerebral diferente en la niñez y la adolescencia, participa en la atención, concentración, en la toma de decisiones ejecutivas y en la consecuencia de los actos. Este sector madura durante la adolescencia tomando el control sobre la amígdala cerebral armonizando la impulsividad. En el niño y el adolescente que estén encaminados hacia el fútbol de alto rendimiento o algún otro deporte, es necesario facilitar los porcesos de maduración de estos sectores cerebrales, lo cual será trascendental para formar un profesional que tome adecuadas decisiones, libre de riesgo y de falsas recompensas durante su camino hacia la vida adulta. *La corteza prefrontal dorsolateral (CPFd)* es igualmente fundamental para el control de los impulsos, sin embargo, es la región que madura en forma más tardía alcanzando el estado del adulto en la década de los 20 años. Para esta edad, el joven adulto se encontrará seguramente participando en algún deporte profesionalmente, o de alto rendimiento.

La actividad electrocerebral del niño (se determina mediante un electroencefalograma), alcanza las características similares a las del adulto después de los 10 años de edad. Si nos basamos en este concepto de maduración de la actividad electrocerebral al terminar la primera década de la vida, podríamos concluir que para el fútbol, el cerebro debe estimularse en forma enriquecedora durante la infancia, efectuando ejercicios, actividades deportivas y futbolísticas de forma variada, atractiva, con adecuada supervisión y constantes repeticiones de acuerdo a la edad, sin perder de vista, tanto los padres como los entrenadores, que el concepto de entrenamiento durante la primera década de la vida, la práctica del deporte, no debe perder su carácter principalmente recreativo. Durante la infancia se debe hacer énfasis en la coordinación motora gruesa y coordinación motora fina hasta los 10 años de edad. *El entrenamiento se deberá intensificar en forma paulatina y progresiva hacia el alto rendimiento a partir de los 10 años.* A esta edad el cerebro ha alcanzado la maduración necesaria para participar en el desarrollo de otras áreas de nuestro cuerpo que requieren la supervisión cerebral, y en cuanto al fútbol se refiere, debemos de continuar en forma progresiva, con estimulación motora, coordinación motora gruesa y fina iniciada entre los 5 y 10 años de edad.

El cerebro funciona las 24 horas del día desde que nacemos hasta que morimos, no se agota, se mantiene activo mediante la utilización continua de la glucosa (azúcar) y del oxígeno (O_2) que recibe con cada latido cardiaco. Es importante, por lo tanto, proveerle adecuado flujo sanguíneo y oxigenación que dependerán de buenas funciones cardiaca y respiratoria. Durante la infancia es conveniente la evaluación del médico pediatra o del doctor en medicina deportiva, que confirme que estas funciones se encuentran saludables y funcionan adecuadamente para la práctica de actividades deportivas, no importa si están encaminadas o no hacia el desarrollo del talento. El entrenador debe estar enterado de las condiciones de cada uno de sus alumnos, principalmente si están participando en grupos hacia el alto rendimiento. Es decir, que el organismo del pequeño deportista o futbolista tenga función cardiovascular y respiratoria adecuadas para que el cerebro reciba los nutrientes necesarios en el desempeño deportivo de acuerdo con las exigencias.

El cerebro es el reservorio de la memoria, se guarda información que se acaba de obtener en minutos u horas (memoria inmediata) o guarda información de eventos que se presentaron días o semanas previas (memoria de corto plazo) y puede recordar eventos que sucedieron meses o años antes (memoria de largo plazo). Desde el punto de vista motor *nuestro cerebro tiene la memoria para destrezas motoras que nos ayuda a recordar cómo efectuar alguna acción (caminar, manejar bicicleta, acción o destreza futbolística).* La memoria de destrezas motoras es muy importante en lo que se refiere al crecimiento y desarrollo en actividades deportivas incluyendo al fútbol. El entrenamiento y la repetición de ciertas aptitudes técnicas y habilidades con balón, el salto y la coordinación, entre otras, son condiciones que se depositarán como memoria de destrezas motoras y serán útiles en el acervo de conocimientos para la práctica del fútbol del infante o del adolescente.

El niño, conforme crece, es capaz de realizar actividades cada vez más complejas al igual que actividades motoras más difíciles y pensamientos más sofisticados. De acuerdo con diferentes autores, *existen múltiples arquetipos de inteligencia, aseguran que son: forma verbal, espacial, abstracta, analítica, emocional, musical y física. Y también al menos tres formas de aprendizaje: auditivo, visual y kinestésico.* Estos prototipos, son diferentes vías con las que el cerebro se moldea a través de la infancia y la adolescencia. ¿Qué determina que una persona sea más inteligente que otra? Esto es probablemente el resultado de la mezcla de la herencia que tiene el individuo con el entrenamiento que esa persona recibe. Algunos individuos son inteligentes en algunas áreas más que en otras. Es decir, algunas personas son hábiles con relación al aprendizaje de idiomas, otros en relación con juegos de concentración (ej. ajedrez), otros tendrán capacidad de aprender actos motores complejos (fútbol). Estos últimos pueden tener alta capacidad para desarrollarse en alguna actividad deportiva incluyendo al fútbol de alto rendimiento. El identificar este tipo de individuos desde la infancia es motivo de investigación en la actualidad.

La inteligencia depende de conexiones que se forman entre las neuronas (neurópilo), éstas se incrementan a través de procesos de entrenamiento que incluyen actividades físicas, múltiples repeticiones de actos motores incluyendo lectura diaria, escritura, cantar, bailar, escuchar música y actividades que favorezcan la ramificación de las conexiones entre las neuronas que consecuentemente favorecen el nivel de inteligencia. *Se ha determinado que el cerebro trabaja muy parecido al músculo. Es decir, si lo usas con más intensidad éste crecerá en funcionalidad.* Descubrimientos recientes indican que el cerebro tiene la habilidad de cambiar, adaptarse, aprender y perfeccionarse en la vida adulta e incluso en la ancianidad. Ante mayores retos, el cerebro mejora. Diariamente realizamos ejercicios físicos para mejorar nuestra apariencia física, nuestra salud y sentirnos mejor, *¿Qué hacemos para mejorar nuestro cerebro? Lo que debemos hacer es ejercitarlo a diario mediante actividades intelectuales y deportivas*. Con lo anterior, el cerebro trabajará en forma plena y, por consecuencia, nos sentiremos mejor.

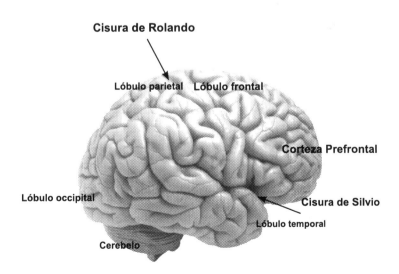

Figura 1. El cerebro, vista lateral, tiene 100 mil millones de neuronas, pesa 1.4 Kg cuenta con surcos, cisuras y circunvoluciones (o giros). Cortesía: Dr. Álvaro Barbosa Quintana.

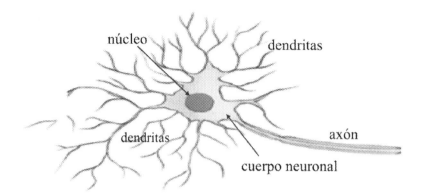

núcleo   dendritas

dendritas   axón

cuerpo neuronal

Figura 2. La neurona tiene un cuerpo celular del cual se desprenden un gran número de dendritas que favorecen la comunicación con múltiples neuronas y un axón más grueso y largo que participa en formar las vías, tractos o trayectos.

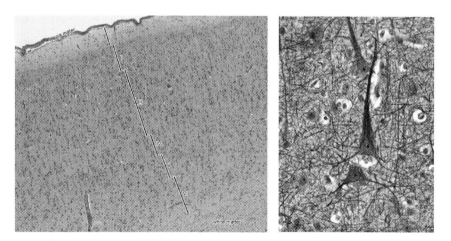

Figura 3. Corteza cerebral del ser humano con sus seis capas de neuronas (izquierda) tinción de H&E. Neurona (derecha) tinción de plata, se observa el axón grueso y las dendritas que parten del cuerpo neuronal y se conectan con múltiples neuronas y formando el neurópilo. Cortesía: Dr. Álvaro Barbosa Quintana.

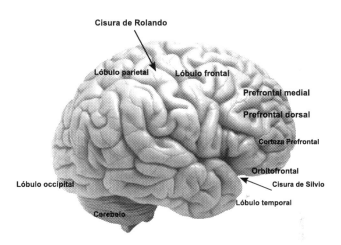

Figura 4. Corteza prefrontal medial (CPFm) se activa en situaciones sociales, madura alrededor de los 15 años. Corteza orbito frontal (COF) participa en atención, concentración y toma de decisiones. Corteza prefrontal dorsolateral (CPFd), importante en el control de impulsos, madura alrededor de los 20 años.

Capítulo Segundo

Integración de las Estructuras Cerebrales

El cerebro está dividido en dos secciones, el hemisferio cerebral derecho y el hemisferio cerebral izquierdo, a los que llamaremos en este capítulo como cerebro derecho y cerebro izquierdo respectivamente. Estos dos "cerebros" no sólo están separados anatómicamente por una estructura llamada cisura inter-hemisférica, sino que también realizan funciones distintas (figura 1).

El cerebro izquierdo anhela y disfruta el orden, es lógico (prudente, sensato, razonable), literal (preciso, recto, concreto), lingüístico (le gustan las palabras, hablar) y lineal (es directo, coloca las cosas en orden, en secuencia) "le encanta que las funciones que realiza inicien con la letra "ele" le encanta realizar las listas o el listado de las cosas. El cerebro derecho, por el contrario, en lugar de interesarse en el orden y los pormenores, se ocupa del sentimiento, percepción e impresión general. Es holístico (global, total, integral), no literal (ve la imagen completa), no lingüístico (no verbal, no le interesa el hablar), no lineal (no lleva el orden de las cosas). Recibe señales para mostrar cómo nos encontramos o cómo percibimos a las personas, tales como la expresión facial, el contacto visual, el tono de voz, las posturas y gestos. No se interesa en los detalles y el orden, se ocupa de la impresión general, se especializa en las imágenes, las emociones y los recuerdos personales. Las sensaciones viscerales y los sentimientos provienen del cerebro derecho, es decir, es más intuitivo y emocional.

El cerebro izquierdo es lógico, lingüístico y literal; el cerebro derecho es holístico, no verbal. En el neurodesarrollo el cerebro derecho predomina en los primeros tres años de vida; a esta edad es comprensible saber que la lógica, las responsabilidades y el tiempo no existen. Cuando el niño empieza a preguntar a los padres la causa de alguna situación o la explicación acerca de un evento determinado dentro del entorno familiar, indica que el cerebro izquierdo empieza a activarse. En el proceso normal de desarrollo del niño o en aquellos con la ilusión de transitar hacia el fútbol o al deporte de alto rendimiento, es necesario que el neurodesarrollo sea equilibrado y creativo, es trascendental que ambos hemisferios trabajen en forma conjunta. La integración del funcionamiento del cerebro derecho con el cerebro izquierdo normalmente se logra a través del cuerpo calloso, el cual es un haz de fibras de mielina que se encuentra en el centro del cerebro conectando ambos hemisferios cerebrales (figura 2). Cada uno de los cerebros tiene funciones altamente especializadas, al activarse el cerebro izquierdo y el derecho en forma integrada, se pueden alcanzar objetivos complejos y llevar a cabo tareas elaboradas e intrincadas tales como las que requiere el fútbol. El emplear un solo lado del cerebro en una actividad deportiva o inclusive en actividades de la vida diaria, sería como intentar participar en el fútbol, básquetbol, vóleibol o natación utilizando un solo brazo o una sola pierna. Es probable que se pueda participar de esa forma pero los resultados nunca serán los esperados, el nivel de competencia será mejor si se utilizan ambos brazos o ambas piernas. En el fútbol, durante la infancia y la adolescencia, el entrenador debe enseñar a utilizar ambos hemisferios, no solamente con ejercicios de coordinación motora, sino también el entrenador y el padre de familia deben conocer aspectos neuropsicológicos básicos que impulsen el neurodesarrollo, favoreciendo la integración horizontal en el funcionamiento del cerebro derecho con el izquierdo.

Hasta aquí se ha descrito la integración horizontal del cerebro derecho e izquierdo. Sin embargo, se debe también conocer la función que realiza la parte superior e inferior del cerebro (figura 3). El entrenador de fútbol y los padres de familia deben conocer que el cerebro tiene funciones cerebrales superiores (propias del ser humano) como son la memoria, orientación, destrezas motoras, la capacidad ejecutiva y capacidad de cálculo, entre otras, que son importantes para la práctica del fútbol al igual que en el neurodesarrollo de cada niño y adolescente. Además, contamos con funciones cerebrales primitivas, las cuales se encuentran presentes en todos los integrantes de la escala animal. El cerebro inferior incluye el tallo cerebral y el sistema límbico, zonas primitivas que se encargan de las funciones básicas como son respiración, latido cardiaco, parpadeo, reacciones naturales de cada individuo, además de manifestar movimientos súbitos y automáticos de lucha o de huida y exteriorizar emociones fuertes tales como irritabilidad, ira, miedo. Cuando el entrenador o los padres nos emocionamos, nos agitamos o nos turbamos porque nuestro hijo anotó o falló un gol, es cuando en forma súbita e instintiva notamos que está trabajando el cerebro inferior, lo mismo ocurre cuando nos enrojecemos de la cara ante un momento de enojo o de vergüenza.

El cerebro superior se encuentra conformado por la corteza cerebral de ambos hemisferios donde encontramos los diferentes lóbulos. El cerebro superior está más evolucionado, es donde tienen lugar los procesos mentales más elaborados como el pensamiento, la imaginación y la planificación. El niño con funcionamiento adecuado del cerebro superior mostrará aptitudes similares a los de una persona madura y sana; sin embargo, esto no significa que este niño no vaya a gozar de las etapas infantiles propias de la edad. Cuando el cerebro superior funciona adecuadamente, el niño puede regular sus emociones, plantearse las consecuencias, pensar antes de actuar y tener en cuenta los sentimientos de los demás. El niño y el adolescente funcionarán mejor cuando el cerebro superior e inferior trabajen de una manera integrada, a lo cual se le conoce con el nombre de integración vertical. El psicoterapeuta Daniel Siegel describe en sus libros que "el objetivo de los padres debería ser ayudar a construir y reforzar la escalera metafórica que comunica el cerebro superior e inferior de un niño para que ambos trabajen en equipo."

El cerebro inferior está plenamente desarrollado al nacer, sin embargo, diferentes sectores del cerebro superior van paulatinamente alcanzando el desarrollo durante la etapa final de la infancia y durante la adolescencia. Algunas áreas de la corteza prefrontal alcanzan la madurez completa hasta pasados los 20 años (corteza prefrontal dorsolateral), la corteza prefrontal medial alcanza su pico máximo de desarrollo alrededor de los 15 años. La construcción del cerebro se va realizando a marchas forzadas durante los primeros años de vida y luego en la adolescencia pasa por una amplia remodelación que dura hasta la edad adulta. Debe de existir un funcionamiento balanceado entre algunas estructuras del cerebro superior (la corteza prefrontal) y del cerebro inferior (la amígdala del sistema límbico); este balance permite que durante los procesos del neurodesarrollo se hagan actividades dentro de un orden, evitando que se realicen actividades peligrosas durante la infancia y la adolescencia. La amígdala cerebral tiene el tamaño de una almendra, esta estructura forma parte del sistema límbico dentro del cerebro inferior; su función es procesar y expresar precipitadamente las emociones, sobre todo la expresión de ira y de miedo. Esta pequeña almendra o masa de materia gris es el perro guardián del cerebro, permanece siempre atenta a posibles amenazas. En situaciones en que intuye peligro, asume el control por completo y se adueña del funcionamiento del cerebro superior. Esta reacción precipitada nos permite actuar antes de pensar, lo cual se considera que no siempre es correcto, sin embargo, hay momentos en un partido de fútbol en que es conveniente actuar antes de pensar.

Los niños no tienen un acceso permanente al cerebro superior, por lo tanto, no es factible que controlen sus emociones o que tomen decisiones acertadas, que piensen antes de actuar. Todo esto se consigue con un cerebro superior bien desarrollado.

Durante los entrenamientos de fútbol y posteriormente durante los partidos de competencia se va desarrollando memoria motora, la cual se basa en asociaciones. Durante un juego de fútbol el cerebro procesó una jugada o una imagen, la relaciona con experiencias pasadas y ejecuta una respuesta ocasionada por la influencia de las asociaciones establecidas en el cerebro, donde una serie de neuronas se activan con otras. Cuando vivimos una experiencia, las neuronas se activan con señales eléctricas, al encenderse, se enlazan con otras neuronas creando asociaciones y generando memoria motora o experiencia. A la activación neuronal, el crecimiento neuronal y al refuerzo de las interconexiones se le conoce con el nombre de neuroplasticidad. Este concepto expresa que el cerebro es maleable y cambia en función de las experiencias. La práctica repetida de una destreza deportiva o motora puede convertirse en una aptitud. La arquitectura física cambia de acuerdo a las actividades que efectuamos en forma regular.

Es importante también describir el descubrimiento reciente de las neuronas espejo. Es probable que a todos nos haya ocurrido que bostezamos cuando estamos frente a otra persona que bosteza, que echamos a reír cuando otra persona esta riendo, o presentamos sensación de sed cuando vemos a una persona que esta bebiendo agua o alguna bebida. Estas reacciones se deben a la activación de neuronas espejo. A finales del siglo pasado se descubrió la existencia de este tipo de neuronas estudiando el cerebro de un macaco, mediante electrodos implantados en neuronas individuales. Cuando el mono comía un cacahuate, se activaba el electrodo de una neurona específica. Cuando uno de los investigadores tomó un cacahuate y lo comió frente al mono, en forma sorprendente se observó que en el mono se activó la misma neurona motora que se había activado cuando el mono había comido el cacahuate. El cerebro del mono estaba influido por la observación de las acciones del investigador y le bastaba dicha observación para activarse, se activaba el mismo grupo de neuronas. Esto propició el descubrimiento de las neuronas espejo. Estas células cerebrales nos preparan para ejecutar una acción que estamos observando, es decir, vemos una acción, entendemos el propósito de esa acción y nos preparamos para imitarla. Las neuronas espejo también explican los motivos por los cuales los hermanos menores, con mucha frecuencia, desarrollan mejor las aptitudes para los deportes o para el fútbol que los hermanos mayores. Antes de entrar a formar parte de su propio equipo, sus neuronas espejo se han activado cada una de los centenares de veces que han visto a sus hermanos mayores chutar una pelota, efectuar una jugada, correr por la banda y hacer un amague entre otras jugadas. Desde el nacimiento el ser humano muestra una tendencia a imitar los gestos de los demás, esta capacidad innata de imitación, tiene su base en las neuronas espejo que se va refinando con el aprendizaje durante la infancia y la adolescencia. A mayor repetición de la conducta observada, mayor será la activación de las neuronas espejo, más auténtica la simulación y el aprendizaje. Cuando se hace consciente la funcionalidad de las neuronas espejo, se perfeccionarán habilidades y destrezas motoras.

Es importante en el entrenador que muestre su cerebro derecho, el que presenta imágenes corporales y faciales que observan nuestros jugadores infantiles. Cuando nos mostramos tensos, nerviosos o enojados, nuestros jugadores también lo estarán. Los científicos llaman a esto "contagio emocional". El estado emocional del entrenador "la alegría y las ganas de jugar, hasta la tristeza y el miedo" afectan directamente el estado de ánimo de la mayoría de los jóvenes jugadores de fútbol. Cuando ofrecemos a nuestros hijos pequeños o a nuestros jugadores infantiles y juveniles una experiencia divertida y placentera, establecemos un refuerzo positivo para participar armoniosamente con el resto del equipo. La experiencia divertida que proporcionamos provoca la liberación de un neurotransmisor en el cerebro. Esta sustancia química se llama dopamina la cual facilita la comunicación entre las neuronas. La producción de dopamina que se incrementa a través de la actividad física y de experiencias divertidas nos impulsa a mantener un hábito y nos induce a querer que dicha experiencia se repita. Este neurotransmisor refuerza los deseos positivos y sanos, como el de gozar de las relaciones familiares, al igual que las relaciones con todos los integrantes de nuestro equipo de fútbol. La dopamina es la sustancia química de la recompensa, el juego de fútbol y la competencia deportiva, constituyen recompensas en nuestra vida.

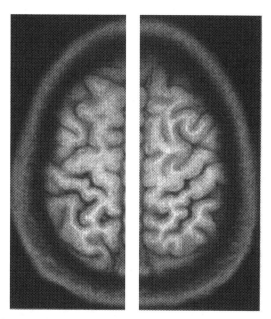

Figura1. Imagen de resonancia de cerebro (T1) que muestra el cerebro izquierdo y el cerebro derecho.

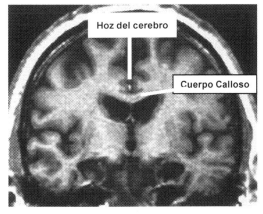

Figura 2. Cerebro derecho e izquierdo separados por la línea blanca. Arriba hoz del cerebro, en la parte media el cuerpo calloso.

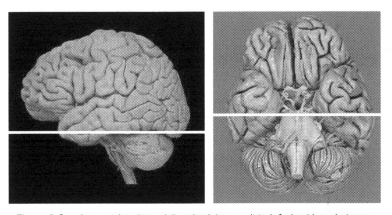

Figura 3 Cerebro en vista lateral (izquierda) y en vista inferior (derecha) para ilustrar en forma esquemática, el cerebro superior (arriba de la línea blanca) y el inferior por debajo de la línea blanca (fotos cortesía del Dr. Álvaro Barbosa).

Capítulo Tercero

Talento, Inteligencia y Funciones Cognitivas

¿Qué es el talento?

La palabra talento tiene el significado de capacidad o habilidad, y como sinónimos aptitud, destreza, intelecto, ingenio, agudeza y conocimiento. A través del tiempo se le han otorgado una serie de conceptos vagos que llevan a confusión, tal como al calificar a un joven o una joven con éxito en alguna actividad deportiva o escolar y se le describe como que *"nació con talento";* sin embargo, una cantidad significativa de entrenadores consideran, por el contrario, que *"no se nace con talento, el talento se hace".* Si nos remontamos a los conceptos bíblicos debemos considerar que cada ser humano, al momento de nacer, cuenta con una serie de talentos que se deben desarrollar en el curso de la existencia.

Cuando los padres, el maestro de escuela o un entrenador deportivo, detectan en el niño una habilidad o destreza más avanzada que el resto de los niños para un deporte o actividad, es el momento de iniciar la programación para el desarrollo de esta habilidad. Este proceso deberá contar, inicialmente, con la motivación del infante y de los padres para apoyar el desarrollo de este talento; en seguida, contar con un entrenador o maestro de experiencia que conozca cómo efectuar cada uno de los procesos de educación con relación a la habilidad detectada: 1) convencer al infante o adolescente y a sus padres, del compromiso y consistencia en los entrenamientos, 2) informar que el proceso no es fácil, que se requiere efectuar un entrenamiento programado, de intensidad progresiva y con múltiples repeticiones (*recordando que el cerebro se perfecciona a través de repeticiones*) que desarrollen y perfeccionen

23

el talento. Esta parte del proceso de educación es importante para lograr reforzar, incrementar y madurar los mecanismos neurológicos que reafirmarán en forma paulatina la huella o la clave del talento impreso en el cerebro que deberá perdurar durante toda la vida.

En base a estos conceptos puedo mencionar que el ser humano nace con talentos para varias actividades, algunos individuos tienen habilidad para tocar un instrumento musical, otros para cantar, para recitar, para escribir o incluso algunos en la adolescencia muestran cualidades para los negocios. Sin embargo, para *alcanzar la grandeza de dicho talento o llevarlo al alto rendimiento en el deporte, se requiere de realizar práctica intensiva con múltiples repeticiones para perfeccionarlo.* Existen individuos que muestran talento excepcional para algún deporte, talento que se manifiesta desde la temprana infancia a un nivel muy por encima del resto. Estos casos excepcionales incluyen, en el fútbol mundial, a Edson Arantes Do Nacimiento "Pelé", Diego Armando Maradona y Lionel Messi, entre otros, que desde antes de los 10 años de edad mostraron un talento fuera de serie para jugar fútbol. En esta actividad deportiva, como en actividades musicales o escolares, al talento fuera de lo común o por encima del promedio general de los niños o los adolescentes, se le llama coloquialmente como individuo "*superdotado*" o "*prodigioso*" o "*genio*". Jorge Valdano (campeón con Argentina en la Copa Mundial de Fútbol en 1986, celebrada en México), es escritor de múltiples libros de fútbol y en alguno de ellos menciona: "El genio Lionel Messi, tiene su sitio reservado entre los más grandes de la historia"; sin embargo, cuando se le trata de comparar a Messi con otro fenómeno del fútbol, Valdano jugó al lado de Maradona en la obtención de la Copa Mundial 1986, describe: "Maradona efectivamente era un jugador mucho más expresivo, pero dentro de la cancha y con la pelota en los pies los dos son equiparables". Y profundiza aún más: "Messi a veces camina, a veces trota, a veces corre, pero tiene una lectura del juego que es realmente extraordinaria, acelera en el momento justo, da el pase en el momento justo, controla la pelota como si fuera una prolongación del pie, todo lo que hace está muy cerca de la perfección y todo eso es lo que define a un *Genio*". De acuerdo a los conceptos neurológicos, estos excepcionales jugadores de fútbol contaron con talentos que fueron detectados, desarrollados y potenciados al máximo para llevarlos al nivel de genialidad.

La persona prodigiosa, masculina o femenina, además de nacer con gran talento, deben seguir reglas del proceso de desarrollo de la habilidad que incluyen el compromiso, la consistencia y la repetición como partes fundamentales para llevar ese talento a su máxima expresión. Llama significativamente la atención que Brasil y Argentina a través de los años han formado excepcionales jugadores de fútbol con grandes habilidades, a pesar de no contar con los recursos e instalaciones que tienen otros países como Inglaterra, Francia, Italia y Alemania. Además de futbolistas súper dotados como Pelé, Maradona y Messi, han salido de Brasil o Argentina, jugadores de fútbol de alto nivel quizá un poco por debajo de los futbolistas prodigio. De Brasil, entre los jugadores de renombre que me tocó ver por televisión, se encuentran: Djalma Santos, Nilton Santos, Garrincha, Didi, Vavá, Zagallo (en la década de los 60), Tostao, Rivelino, Gerson, Carlos Alberto, Everaldo, Clodoaldo, Jairzinho (en la década de los 70); Sócrates, Zico, Rivaldo, Falcao (década de los 80); Romario, Bebeto, Ronaldo, Cafú (década de los 90 e inicio del presente siglo); Kaka, Adriano, Robinho, Roberto Carlos, Ronaldinho y Neymar (en últimas décadas). Por parte de Argentina jugadores de alto nivel, que a pesar del gran nivel futbolístico no alcanzan el rango de Maradona o Messi, pero que indudablemente fueron talentosos para el fútbol incluyen a Oscar Ruggieri, Nery Pumpido, Jorge Buruchaga, Jorge Valdano, Ratón Ayala, Caludio Paul Cannigia, Gabriel Batistuta, Kun Agüero, Mascherano y otros más.

En nuestro país, lamentablemente, nuestros mejores representantes en el fútbol no están por encima del nivel promedio superior de los que existen en el resto del continente americano, aunque debo mencionar a jugadores talentosos como Salvador Reyes, Héctor Hernández, Antonio Carvajal, Gustavo "Halcón" Peña, Enrique Borja (década de los 60 y 70), Hugo Sánchez, Luis García, Cuauhtémoc Blanco, Jesús Arellano, Zague, Alberto García-Aspe, Ramón Ramírez (década de los 80 y 90); Rafael Márquez, Andrés Guardado, Javier Hernández, José de Jesús Corona, Raúl Jiménez, Héctor Moreno, Guillermo Ochoa (en las últimas décadas), entre otros. Realmente, en toda la historia del fútbol mexicano nuestro país no ha contado con algún jugador con el nivel coloquialmente llamado de *Genio* (Messi, Maradona, Pelé), quizá con excepeción de Hugo Sánchez, tampoco hemos contado con futbolistas del nivel y de la categoría de aquellos jugadores prodigiosos que podemos catalogar en un nivel un poco por debajo de los grandes talentos (Ruggeri, Kempes, Valdano, Cannigia, Batistuta, Bebeto, Romario, Ronaldo, Ronaldinho, Robinho).

¿Qué es lo que pasa en *México?, con más de 120 millones de habitantes, y con un número mucho mayor de niños y adolescentes que Uruguay, Argentina, Alemania, Italia y aún así nos superan grandemente en generar futbolistas talentosos.* Tenemos un fútbol de nivel subóptimo, agrandado por intereses comerciales y televisivos, donde nuestros jóvenes futbolistas, tan pronto dan un buen partido, se les posiciona en el nivel de "genio del fútbol"; se les mima, se les coloca en primeros planos en prensa, radio y televisión. Todo lo anterior, aunado al nivel de educación personal, entorno social y familiar, consideran que ya han alcanzado todo (comparado con lo que han tenido en su entorno), por lo general pierden el piso y humildad por falta de integración de aspectos educativos, psicológicos y de valores durante los procesos de crecimiento y maduración, ingredientes que difícilmente serán proporcionados en un club profesional donde el nivel educativo de entrenadores y técnicos también es subóptimo. *Al joven con talento, con frecuencia no se le ofrece la oportunidad de mostrar "cuál es su techo" en el desarrollo futbolísitico.* No existe, hasta la actualidad, un perfil de evaluación o metodología para definir "el techo" futbolístico del joven de alto rendimiento. Al joven con frecuencia se le relega en los tiempos para debutar, lo que impacta en su estabilidad emocional y, por consecuencia, aparecen bloqueos, "bajones" y problemas de ansiedad en la práctica del deporte. En base a lo anterior, al joven (quizá de 18 años, donde faltan de madurar áreas frontales del cerebro), al estar próximo a debutar y en búsqueda de un puesto en el equipo profesional, debemos ofrecerle herramientas que incluyan: 1) aspectos psicológicos, 2) fomentar la resiliencia, 3) orientarle en escala de valores, 4) estimular la intelgencia emocional, 5) conocer y ordenar su entorno escolar, 6) conocer y orientar su entorno social y, 7) conocer a profundidad su entorno familiar. El desarrollo de estos temas deberán formar parte de los procesos de educación y desarollo del talento.

A partir del 2005 hemos observado que en México en categorías inferiores (Sub-17) se han generado al menos dos campeonatos mundiales y finalista en estas mismas categorías superando a potencias mundiales del fútbol incluyendo Holanda, Brasil, Italia, España, e Inglaterra, sin embargo, a partir de ese periodo, se va perdiendo la camada de jóvenes con talento y prospectos para el fútbol mexicano. ¿Qué pasa entre los 18 y 20 años de edad en esos jóvenes futbolistas campeones Sub-17? (Sólo dos o tres en los últimos 15 años han podido destacar en el fútbol profesional). De los campeones mundiales, México Sub-17 en Perú 2005, un joven que no fue llevado a dicho torneo, Javier Hernández, ha destacado mucho más que el resto de los que participaron. Con excepción de Carlos Vela, Héctor Moreno y Giovanni Dos Santos, el resto no destacaron en el fútbol profesional a nivel de lo que se esperaba de esta "camada" de jóvenes talentosos. Es decir, sólo tres jóvenes (16%) de los mencionados campeones mundiales Sub-17, llegaron a la meta de ser jugadores profesionales exitosos y de talla internacional. ¿Los demás campeones mundiales juveniles dónde quedaron? Varios de ellos jugando por algunas temporadas sin apuntalarse o en forma ocasional en 1ª División (Villaluz, Guzmán); otros, participando en Primera A e incluso en la Segunda División.

En 2011, la Selección de México Sub-17 vuelve a quedar campeón mundial de dicha categoría y prácticamente ninguno se ha logrado consolidar en el fútbol profesional de Primera División de nuestro país (Carlos Fierro, Marco Bueno, Julio Gómez) algunos de ellos sin debutar y/o consolidarse en Primera División y seguramente cercanos al retiro futbolístico (ej.: Marcelo Gracia, de Rayados, Jonathan Espiricueta, de Tigres), otros quedaron en el camino (Giovani Casillas, José Tostado, Javier Flores, Jorge Caballero).

En el joven mexicano de alto rendimiento, en su paso hacia el fútbol profesional de nuestro país e incluso del extranjero influyen: 1) el nivel de educación, 2) el entorno social de donde proviene, 3) el entorno familiar, 4) los valores que ha recibido en su familia, escuela y club profesional, 5) la inteligencia emocional y la resiliencia que depende de instructores y psicólogos del club profesional. Finalmente, influye el sistema de competencia en el fútbol mexicano que exige resultados en el corto plazo. Por lo anterior, es fácilmente detectado que los directores técnicos "cuidan su trabajo" y no arriesgan debutando un joven talentoso. O ¿el joven llega falto de capacidad futbolística, de técnica, de táctica o de inteligencia emocional? En equipos de fútbol profesional, muchos jóvenes con talento encuentran dificultades en mostrar sus aptitudes ante futbolistas mayores en edad que generan, con frecuencia, un ambiente hostil "cuidando su trabajo", por consecuencia este joven talentoso entra en bloqueo, "bajón" o desánimo, para seguir compitiendo por un puesto. Existen varias posibles explicaciones a este respecto que deberían ser analizadas con mayor profundidad en nuestro sistema de fútbol.

¿Cómo se genera el talento? ¿Cómo se genera el talento extraordinario? ¿Cómo se hace crecer el talento?

La definición mas correcta de "talento" es: la propiedad individual de habilidades o destrezas que pueden amplificarse a niveles de alto rendimiento con entrenamiento adecuado. El súperdotado o individuo prodigio tiene alguna habilidad o destreza muy por encima del promedio observado en el resto de los seres humanos. Generar *talento* para cualquier actividad ya sea de tipo deportiva, intelectual o académica es necesario conocer que esto se logra a través de estimular mecanismos neurológicos, neuroanatómicos y neurofisiológicos que fomenten la formación de dendritas (que construyen una vía o trayecto) y neurópilo (densidad de fibras entre las neuronas) (figura 1). El neurópilo contiene agregados de dendritas que conectan neuronas generando gran número de *Vías* (trayectos o tractos) (figura 1 y 2). Después de la formación de estas vías, aparece el proceso más importante del cerebro "la *mielinización*". Este mecanismo constituye la pavimentación de las vías o tractos que se formaron desde la infancia y a través de estas vías provocan respuestas motoras en músculos, tendones, articulaciones (para realizar actividad deportiva con eficacia). Para actividades académicas o de tipo intelectual, el cerebro envía información que viaja a gran velocidad por estas vías pavimentadas o mielinizadas para evocar una respuesta rápida de un conocimiento adquirido previamente.

Los mecanismos neurológicos para el desarrollo del talento se obtienen a través de la práctica intensa y repetitiva de actos motores para el deporte, lectura, escritura, procesos auditivos, visuales y para actividades académicas e intelectuales, lo cual condiciona que se desarrollen y enriquezcan los sistemas en el cerebro, incluyendo la coordinación entre estos sistemas, generando memoria motora, sensitiva, auditiva, visual, de coordinación viso motora y viso espacial. *El desarrollo de la memoria motora es importante para generar talento para el deporte, no sólo durante la infancia sino también durante la adolescencia* e incluso en la vida adulta ya que el proceso de mielinización de las vías motoras no es un fenómeno estático con el cual se nace, sino que es un proceso de remielinizacion de las vías existentes y formación de nuevas vías para reforzar, perfeccionar o generar nuevas destrezas motoras. El mecanismo neurológico de mielinización e incremento progresivo del neurópilo, facilita la comunicación ultrarrápida entre múltiples neuronas en diferentes sectores del cerebro, al igual que el establecimiento de nuevas vías. Estos *mecanismos neurofisiológicos se forman a través de la práctica intensiva y la repetición de actos motores (el cerebro se perfecciona a través de las repeticiones).* Igualmente se produce para el desarrollo de otras destrezas, tales como el talento para aprendizaje en la escuela, para tocar algún instrumento musical, para hablar en público o incluso para desarrollar o aprender algún tipo de actividad laboral. Por lo anterior, *es necesario facilitar los procesos de aprendizaje para el aumento del neurópilo que nos brindará incremento de capacidades físico-atléticas e intelectuales.*

La mielina (pavimentación del camino), estructura que envuelve a las fibras nerviosas que se generaron mediante la práctica intensa y repetitiva de una actividad motora, mejora la velocidad de los impulsos que viajan del cerebro a los músculos de las extremidades, es decir, que la respuesta motora sea rápida, ordenada, apropiada y fina, de tal forma que cuando las extremidades en la práctica de algún deporte soliciten al cerebro realizar algún acto motor que se haya previamente practicado, éste se realice en forma rápida y eficiente. A mayor desarrollo de la mielina, mayor conductividad y movimientos o pensamientos serán más rápidos y apropiados. La mielina es importante por varias razones: 1) todo ser humano la tiene desde el nacimiento, 2) la formación de la mielina es mayor en la infancia, pero es posible incrementarla, 3) el incremento de la mielina y del neurópilo, se logra a través de la repetición de actividad física o mental. *Toda destreza física, mental, de lenguaje y movimiento, entre otras, está constituida por circuitos neuronales adecuadamente mielinizados,* que crecen bajo reglas que incluyen alimentación adecuada, sueño apropiado, práctica intensa y repetitiva del acto físico o mental a desarrollar. Aunque en el proceso de mielinización trabajan los mismos mecanismos celulares, estos desarrollan destrezas variadas ya sea para fútbol, tenis, música, canto, entre otras, dependiendo de la repetición apropiada de la destreza a desarrollar.

¿Qué determina la inteligencia? La inteligencia o coeficiente intelectual (CI) es el resultado de una mezcla de la herencia en conjunto con procesos de entrenamiento. Algunos niños desde temprana edad muestran mayor capacidad (o inteligencia) en algunas áreas. Unos son altamente capaces para el aprendizaje de idiomas, otros para la música, algunos lo son en juegos que requieren alto grado de concentración como el ajedrez, y otros más, muestran capacidad para realizar actos motores complejos en la práctica del deporte.

¿Qué determina que un sujeto destacado en la infancia no lo sea en la vida adulta? La respuesta se encuentra en el desarrollo de la inteligencia y el talento a través de estímulos apropiados para la edad, sin embargo, debo mencionar que para el desporte de alto rendimiento, la respuesta reside en el adecuado entrenamiento de las destrezas motoras, además de procesos de entrenamiento para desarrollar la inteligencia emocional. En nuestra niñez y adolescencia, hemos tenido compañeros de escuela con altas calificaciones y suponemos, por consecuencia, con alto CI, pero que en la vida adulta no alcanzan el desarrollo esperado de acuerdo a las cualidades mostradas en la infancia. *El crecimiento profesional, laboral o deportivo se encuentra influenciado por condiciones personales de la vida diaria, así como por situaciones ambientales y el entorno familiar.* Muchos de estos factores, durante la infancia se encuentran fuera de nuestro control, sin embargo, en esta etapa, la orientación familiar y la educación de valores son fundamentales, además del entrenamiento físico e intelectual para el desarrollo y optimización de las destrezas con que se cuenta en la infancia. Está bien definido en la actualidad que, de los factores mencionados, los más importantes para nuestro desarrollo son de índole estrictamente personal y se encuentran en nuestro cerebro. Estos elementos se conocen con el nombre de funciones cognitivas, los cuales pueden mejorarse día con día a través de nuestro propio esfuerzo.

Hace muchos años, durante la infancia en mi ciudad, en la escuela, en el barrio, (jugando futbolito de calle, donde se aprendía el fútbol en espacios reducidos) y en torneos de fútbol, observé jugadores juveniles con grandes cualidades y sumamente hábiles para la práctica del fútbol, o incluso algunos de ellos con grandes aptitudes para cualquier deporte, que, finalmente con el paso de los años, dichas aptitudes no los condujeron a ningún logro deportivo ni profesional en su vida adulta. En estos jóvenes del barrio, la influencia del medio ambiente de compañeros y amigos inconvenientes, animados a tomar alcohol, fumar, desvelarse, alimentación no saludable e inmadurez de áreas cerebrales (región prefrontal) provocando la impulsividad (generada por la amígdala cerebral), seguramente fueron factores que influyeron en la pérdida de las destrezas motoras e intelectuales que desviaron el crecimiento deportivo y/o escolar de aquellos jóvenes que mostraban grandes cualidades y talentos.

¿Triunfar en el fútbol depende de destrezas motoras asociadas a inteligencia y funciones cognitivas? Es indudable que la obtención del éxito en nuestra vida depende, entre otras cosas, del adecuado funcionamiento global de nuestro cerebro. Incrementar el entrenamiento y desarrollo de nuestras funciones cerebrales superiores, principalmente en el área cognitiva, favorece indudablemente el alcance de nuestras metas. Las funciones cerebrales superiores incluyen: memoria (inmediata, reciente y tardía), orientación (en tiempo, espacio y persona), capacidad de cálculo, juicio, abstracción, atención, concentración, capacidad ejecutiva, coordinación viso-motora, coordinación viso-espacial, habla y conciencia.

Las funciones cognitivas se refieren a la habilidad que tiene nuestro cerebro para atender (atención), identificar (concentración) y actuar (acción). Estas funciones son modificadas en su nivel de actividad en forma cotidiana por diferentes condiciones entre las cuales incluimos el estado de ánimo, sentimientos, ideas, conceptos y pensamientos que tengamos en un momento determinado. En la actualidad los padres tratamos de brindar a nuestros hijos un importante cúmulo de información. No obstante, la mayoría desconocemos que las funciones cognitivas deben ser estimuladas apropiadamente para su adecuada funcionalidad y desarrollo. En etapa escolar, el niño se levanta generalmente a las 6:30 hrs., toma un desayuno ligero, se le traslada a la escuela realizando actividades escolares de las 7:30 hrs. hasta las 14:00 hrs. con un breve periodo de recreo, tolerando la carga académica y en ocasiones la carga emocional de los maestros. En la gran mayoría de los colegios particulares y en algunas escuelas públicas se continúa, por motivo de horarios de los maestros, con actividades deportivas al término del horario escolar. A estas alturas del día, el niño sin período de descanso y sin contar con hidratación y/o alimentación nutritiva, es poco probable que esté en condiciones de recibir estimulación apropiada para sus funciones cognitivas, estimuladas también con la práctica del deporte. Con frecuencia no tomamos en consideración que nuestros hijos, al término del horario escolar, no cuentan con energía, capacidad de atención, concentración, creatividad, ni velocidad de percepción para poder continuar a partir de las 15:00 hrs. con clases extras de idiomas, de música o de fútbol, y gran parte de la información que se les proporciona no se guardará en su cerebro en la magnitud que deseamos.

He conocido padres de familia de escuelas particulares que van todavía más allá en la creencia de que el niño debe de recibir múltiples formas de estimulación posterior a la salida de la escuela para favorecer el aprendizaje. De tal forma que, al terminar con el horario escolar, continúan con clases de música, posteriormente de idiomas, gimnasia o karate y finalizan con entrenamiento de fútbol soccer o fútbol americano. Les puedo asegurar que las funciones cognitivas en estos niños van a ser estimuladas por debajo del nivel que se requiere en los procesos de aprendizaje y desarrollo. En ciudades grandes donde también son grandes las distancias para desplazarse de la casa a la escuela, de la escuela a la casa, y posteriormente al lugar de entrenamiento, se generan conflictos de traslados para alimentación y descanso antes de regresar a la cancha de entrenamiento de fútbol, básketbol, fútbol americano, escuela de música, canto, idiomas o karate entre otras.

Las funciones cognitivas incluyen:

a) **Atención**: capacidad de mantener relación adecuada con el medio ambiente, respuestas de orientación, atención dirigida y velocidad de respuesta.

b) **Concentración**: capacidad de mantenerse efectuando alguna actividad durante un período sostenido de tiempo.

c) **Velocidad de percepción**: capacidad de recibir un estímulo visual o auditivo y reaccionar en forma apropiada y rápida.

d) **Aprendizaje:** posibilidad de adquirir un conocimiento nuevo y almacenarlo para su utilización posterior.

e) **Cálculo:** capacidad de efectuar operaciones matemáticas básicas y manejo numérico.

f) **Memoria:** capacidad de recordar un evento o un concepto aprendido hace días (memoria de corto plazo o reciente) o hace semanas, meses o años (memoria de largo plazo o remota).

g) *Solución de problemas:* capacidad de resolver situaciones difíciles o conflictivas en forma adecuada.

h) *Creatividad:* capacidad inventiva, creando o realizando algo original en cualquier actividad del ser humano.

i) *Tolerancia o resistencia mental:* mantener actividad cerebral global en forma apropiada, no importando que exista cansancio, estrés o presiones externas.

Un concepto de suma importancia con relación a las funciones cognitivas es que éstas tienen dos características: 1) dependen del funcionamiento del cerebro, y 2) pueden mejorarse por el esfuerzo del individuo.

¿Cómo podemos mejorar las funciones cognitivas? La mejoría se logra mediante el entrenamiento constante, cotidiano, consistente y de calidad. Al igual que nuestro cuerpo, la parte cognitiva requiere del ejercicio regular para sentirnos bien, el cerebro requiere que lo ejercitemos en forma cotidiana. Cuanto más ejercitemos nuestro cerebro, tendrá por consecuencia, mejor funcionamiento. En contraste con otros órganos, el cerebro puede ser utilizado en forma repetida y sostenida sin que llegue a mostrar algún cansancio definido. Por lo tanto, lo debemos de utilizar apropiadamente ofreciéndole diversos estímulos en condiciones adecuadas de descanso y alimentación para que las áreas cognitivas reciban, almacenen y en el futuro utilicen, la información proporcionada. *El cerebro mejora cuanto más lo retas.* Hay que estimularlo en forma cotidiana, aquí necesariamente debo de mencionar un principio en cuanto al funcionamiento cerebral: *"Úsalo o piérdelo". Este concepto puede ser similar al aforismo que tenemos en medicina con relación a los miembros del cuerpo humano: "órgano que no se usa se atrofia".*

Cuando en la infancia o la adolescencia aprendes a través de clases supervisadas, o no supervisadas, a tocar piano, guitarra o jugar fútbol, podrás observar que mediante la práctica cotidiana adquieres una destreza motora significativa que te distingue del resto de los compañeros de esa edad. La habilidad alcanzada se debe continuar ejercitando. Sin embargo, en la adolescencia con frecuencia ocurre que se suspende la práctica de la destreza motora aquirida por la "falta de tiempo". Al suspender el entrenamiento de la actividad aprendida, ocurren cambios en los circuitos cerebrales formados durante el aprendizaje y el entrenamiento, los cuales van disminuyendo su función. Al ocurrir lo anterior, *la habilidad alcanzada para efectuar la destreza adquirida va desapareciendo por la falta de uso.*

El cerebro guarda todo lo aprendido en un gran reservorio que se llama memoria. Lo que aprendemos se guarda para toda la vida, de tal forma que si hemos adquirido alguna destreza o aprendizaje y posteriormente dejamos de practicarla, y en un futuro cercano o lejano queremos realizar la mencionada actividad, ésta se podrá realizar rápidamente al volver a efectuarla. Es decir, *podemos re-activar el tracto o la vía que se encontraba dormida siempre y cuando no se haya atrofiado y, al entrenarla nuevamente, el sujeto podrá efectuar la destreza intelectual o actividad motora solicitada* y que no había sido utilizada por algún tiempo. Es decir, se llega al bien conocido y aceptado concepto de que "lo que bien se aprende no se olvida". Todo lo que requiere en este momento tu cerebro es volver a ponerte en contacto con la guitarra o el balón de fútbol, empezar a practicar, ponerte en contacto con otros individuos y a retar a tu cerebro ofreciéndole actividad y un ingrediente adicional que es un poquito de competencia.

El cerebro cuenta con un mecanismo altamente especializado que se conoce como plasticidad cerebral (capacidad de las neuronas de cambiar, adaptarse, ramificarse y regenerarse anatómica y funcionalmente). Puede efectuar y mantener múltiples conexiones neuronales que pueden ser reactivadas aún después de tener algún tiempo de no efectuar una destreza motora o intelectual. La plasticidad del cerebro es diferente entre cada persona y ésta se presenta en respuesta a la experiencia adquirida durante nuestra existencia. Si la experiencia o las experiencias que obtengamos durante la infancia y juventud son ricas y variadas, el cerebro desarrollará múltiples conexiones neuronales (figura 2). Por el contrario, si la experiencia es aburrida, infrecuente y adquirida en momentos en los cuales el cerebro no está apto para ser estimulado, las conexiones neuronales no se llevarán a cabo y terminarán por perder su función tan pronto como tratan de formarse. El incremento en actividades que estimulan el cerebro favorece la formación de sinapsis entre neuronas. Las sinapsis favorecen al almacenamiento de conceptos, aprendizaje, inteligencia y destrezas motoras.

Cada uno puede seleccionar el cerebro que desee tener. Si le proporcionas experiencias variadas, enriquecedoras, estimulantes y retadoras, que incrementen la capacidad intelectual, física y motora entre otras, el cerebro se desarrollará en este proceso que inicia en la infancia y continua a lo largo de nuestra vida. El cerebro tiene la capacidad de retener información, activarla en el momento que se solicite, reactivarla cuando la hemos dejado olvidada, e inclusive, es capaz de reparar o recuperar alguna actividad cerebral perdida por daño cerebral debido a su plasticidad.

El mejor período para aprendizaje y depósito de información en nuestro cerebro tanto deportivo como académico y para destrezas motoras, es la infancia y la adolescencia. Por lo tanto, en aspectos deportivos se debe estimular un ambiente enriquecedor para que el cerebro tenga información positiva y crecer en las habilidades que se requieren para un completo y adecuado desarrollo. Ejercita tu cerebro, úsalo y rétalo diariamente. El ejercicio físico y de las funciones cognitivas es altamente placentero, esto se percibe al alcanzar un triunfo deportivo en competencias: el niño obtiene placer, satisfacción y crecimiento de la autoestima. Igualmente con frecuencia al leer un libro y lo encuentras interesante, no te es posible suspender su lectura, debido a que el cerebro se encuentra alegre y no llega a fastidiarse. El ejercicio físico, al igual que la actividad o ejercicio cerebral, nos producirá una elocuente sensación de bienestar.

Para el fútbol algunas de las funciones cognitivas son de mayor trascendencia, incluyendo la atención, concentración, velocidad de percepción, coordinación visomotora, coordinación visoespacial, creatividad, resistencia física y mental. En un partido de fútbol es necesario estar atento y concentrado, reaccionar con velocidad apropiada a cada variante que se produce durante el juego, se debe ser creativo y además ser resistente mentalmente a la presión del contrario, principalmente en los momentos de estar abajo en el marcador o cuando el equipo contrario trata de emparejar alguna diferencia al ir perdiendo el partido. Es posible mejorar nuestra memoria al igual que cualquier función cognitiva.

Finalmente, el obtener un óptimo desarrollo en las funciones cognitivas nos debe de llevar a superarnos cada día, de tal forma que se logre alcanzar y superar a aquel compañero de la infancia que había mostrado mayor capacidad. De acuerdo con mi experiencia, en retrospectiva, puedo confirmar que el desarrollo de las funciones cognitivas cerebrales se puede lograr a través del entrenamiento deportivo frecuente, supervisado y de calidad, lectura tan frecuente como sea posible, escuchar música y aprender a tocar algún instrumento musical. Lo anterior asociado con entorno social favorable, ambiente familiar estable donde se fomenten los valores, hábitos saludables (alimentación y descanso), reforzados con meditación y oración, brindarán las herramientas necesarias para el éxito en las actividades a realizar, principalmente para fortalecer la inteligencia emocional fundamental en el deporte de alto rendimiento.

El Fútbol Femenil

Mi primer contacto con el fútbol femenil fue en 1982, realizaba mi doctorado en la ciudad de Bethesda, Maryland, Estados Unidos de Norteamérica. Al salir del hospital, por las tardes, acudía a entrenar a mi pequeño hijo Héctor. En esas mismas instalaciones entrenaba un equipo de adultos cuyas edades fluctuaban entre los 25 y 35 años de edad. Me invitaron a participar en uno de los entrenamientos y para la siguiente semana me convertí en el delantero titular de dicho equipo. El reglamento de la liga de fútbol de Maryland indicaba que la alineación debería incluir a tres jugadoras del sexo femenino. El director técnico de este equipo, exjugador de la Selección Olímpica de Israel y gran observador de fútbol, incluyó en la alineación a una mujer policía, una ama de casa y a una estudiante de la Universidad. Las tres mujeres mostraron que eran futbolistas con gran técnica, habilidad y velocidad. Con estas jugadoras de gran capacidad, nuestro equipo no brindaba ninguna ventaja a los varones de los equipos contrarios.

El fútbol femenil se popularizó en Estados Unidos a partir de los años sesenta del siglo pasado. Me tocó ver en Maryland, EUA, la participación de mujeres en el fútbol varonil de adultos y puedo asegurar que jugaban partidos de fútbol de alto rendimiento. En las últimas décadas, niñas y adolescentes han mostrado gran interés por participar en fútbol. Por lo general, se conoce que los niños desarrollan más tempranamente las destrezas motoras y las niñas expanden más rápidamente las habilidades verbales, emocionales y sociales. Si bien se considera que existen diferencias estructurales entre el cerebro femenino y el masculino, las diferencias que se establecen en el cerebro de los niños y las niñas responden más al tipo de educación diferencial recibida, que a una herencia genética propia de cada sexo.

Ningún estudio científico ha demostrado que la inteligencia sea mayor en el varón o en la mujer. El sexo femenino tiene estructuras que maduran mas rápido que en el sexo masculino, tales como el hipocampo (se encarga de la memoria), las áreas del lenguaje y de las emociones. Los niños reciben la información y la separan en segmentos (emociones, amistades, deporte, escuela, etc.), en cambio, en las niñas todo está entrelazado, todos los segmentos están integrados.

En algunos de los equipos infantiles que he dirigido han participado niñas que han mostrado un nivel similar al de los niños de su mismo grupo de edades (figura 3). Considero que la educación diferenciada que efectuamos en las niñas, permite que los niños muestren mejor coordinación motora, velocidad, habilidades técnicas y también, en forma más temprana desarollan mejor la coordinación y funcionalidad de los sistemas motores, que son esenciales para jugar al fútbol. Durante la infancia, las niñas pueden recibir los mismos procesos de entrenamiento que los niños según el grupo de edades y desarrollar los sistemas motores en forma similar. Indudablemente, a partir de la adolescencia y en el paso de ésta a la vida adulta la fuerza muscular y la estructura anatómica serán más notables en el sexo masculino, sin embargo, el proceso de aprendizaje de las habilidades y destrezas motoras son similares en niños y adolescentes de ambos sexos.

Axón

**Cuerpo
Neuronal**

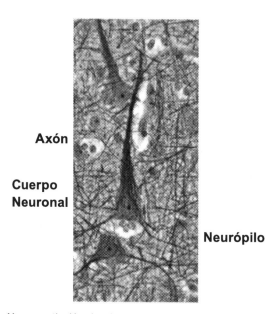

Neurópilo

Figura 1. Neurona tinción de plata, muestra el cuerpo celular, un axón y dendritas que parten del cuerpo neuronal, se conectan con múltiples neuronas, formando el neurópilo. Cortesía: Dr. Álvaro Barbosa

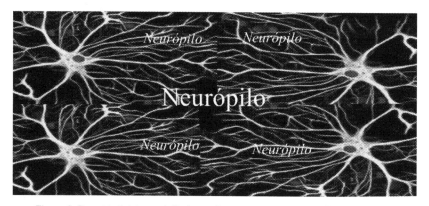

Figura 2. Densidad del neurópilo formado por cuatro neuronas. Esta densidad favorece la comunicación ultrarrápida entre múltiples neuronas de diferentes sectores cerebrales e incrementa nuestra reserva cerebral para actividades intelectuales y físico-atléticas.

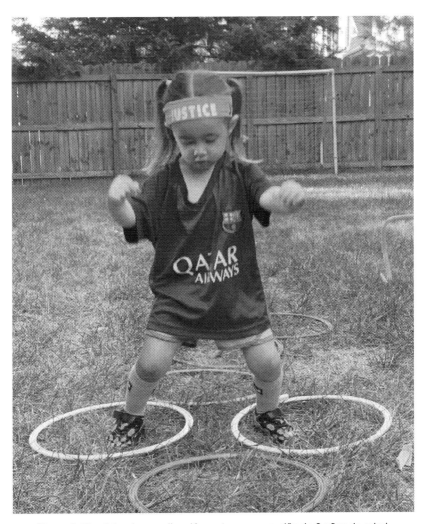

Figura 3. Ejercicios de coordinación motora en una niña de 3 años de edad.

Capítulo Cuarto

Aprendizaje y Motivación. Participación del Maestro

Las neuronas a nivel cerebral se asocian unas con otras mediante miles de millones de uniones llamadas sinapsis. Se ha estimado que se pueden llegar a requerir hasta 32 millones de años para contar todas las sinapsis que existen en el cerebro, si es que las pudiésemos contar a la velocidad de una sinapsis por segundo. *Entre las neuronas existe un número 10 veces mayor de células de apoyo y soporte llamadas células gliales* o de la glia (del griego glia que significa: goma o "glue"). Se considera que las células gliales son también capaces de efectuar comunicación. Durante mis estudios de doctorado en neurología en los Institutos Nacionales de la Salud de los Estados Unidos de Norteamerica (National Institutes of Health en Bethesda, Maryland), al realizar experimentos para determinar la resistencia o vulnerabilidad de las neuronas de diferentes áreas del cerebro, observaba al microscopio que a los pocos minutos de colocar al modelo animal de experimentación en isquemia cerebral (privación de flujo sanguíneo al cerebro), las células de la glia enviaban, de su cuerpo celular, prolongaciones o pies llamados podocitos para comunicarse con las neuronas y enviarles moléculas de glucosa para, entre otras cosas, favorecer la resistencia de éstas ante la falta de oxígeno y azúcar que provocaba la falla circulatoria (isquemia cerebral). Según lo anterior, la glia participa en la conservación y supervivencia de las neuronas, además de comunicarse con éstas.

Las sinapsis entre las neuronas se establecen y refuerzan mediante estímulos o destrezas efectuadas en forma repetitiva, es decir, gran parte del aprendizaje se realiza a partir de la repetición. Desde el punto de vista de conducta, la repetición adquiere la forma de hábito. Cada vez que un niño practica algún movimiento o destreza para el fútbol, suponiendo que se le instruye bien y lo realiza correctamente, su habilidad mejora. Esto corresponde a nivel de neuronas con la formación y facilitación de circuitos neuronales.

La corteza del cerebro y la del cerebelo tienen alrededor de medio centímetro de grosor y contienen el 80% del total de neuronas. El resto de estas células se encuentran en los ganglios basales y en astas grises de la médula espinal. Los surcos y las cisuras del cerebro y los pliegues del cerebelo (llamadas folias) se forman en el curso de la infancia y tienen la finalidad de acomodar el mayor número de células sin aumentar el tamaño o volumen del encéfalo. La mayor parte del cerebro la constituye la corteza de asociación que permite al cerebro trabajar como un todo, es decir, funciona como una unidad y no en forma aislada ante cada uno de los estímulos. Como resultado del funcionamiento de las áreas de asociación, al tomar un alimento, lo podemos ver, oler, sentir, escuchar y olfatear, todo al mismo tiempo. Existe además un sector en la parte profunda del cerebro que se llama diencéfalo. Este sector se encarga de supervisar y controlar funciones viscerales, hormonales, impulsos, apetito, sed, sueño, y a través de un sector llamado sistema límbico se encuentra el "Circuito de Papez" que participa en el control de la emotividad, estado de ánimo, afecto, actitud. Todos estos aspectos participan en la función de la inteligencia emocional.

Por debajo de la corteza, en la parte más profunda del encéfalo, se encuentran los ganglios basales (figura 1). Estos núcleos nos capacitan para realizar acciones con suficiente destreza (ej.: manejar automóvil, bicicleta, etc.) mientras que al mismo momento vamos realizando otras actividades mentales tales como pensar, analizar, repetir mentalmente el orden de las cosas que vamos a efectuar el resto del día o lo que se va a presentar en la escuela, en el trabajo, en la junta de negocios, acciones que se llevarán a cabo el resto de ese día de labores. *La corteza cerebral efectúa el programa de las acciones y después de algún periodo de práctica, los ganglios basales supervisan su realización.* Cuando se aprende una destreza para el fútbol, inicialmente se tiene que concentrar para planear, aprender, sentirse confortable con la secuencia de cada uno de los pasos a realizar (uso de la corteza cerebral); después de un período de práctica y experiencia, el sujeto es capaz de realizar la destreza aprendida (uso de los ganglios basales) mientras se continúa pensando en realizar otras acciones (o jugadas) para obtener el objetivo durante el desarrollo del partido de fútbol. Además, durante el desarrollo de una competencia participa en forma significativa el grado de inteligencia emocional del adolescente con el consecuente manejo del estrés.

La combinación de actividades e interacción entre el cerebro y los ganglios basales, además de sectores del diencéfalo, permiten que durante un partido de fútbol, los ganglios basales trabajen en forma automática, coordinando destrezas motoras previamente aprendidas, dejando en libertad a los sectores neuronales de la corteza del cerebro para analizar, pensar y determinar la ejecución de otras acciones complementarias a las que se estan ejecutando. Todo lo anterior se realiza (debido a la mielinización) a velocidad de milésimas de segundo entre el pensar y el ejecutar la acción.

El cerebelo participa en la coordinación del movimiento y balance. Cuando vemos a un gimnasta, un malabarista, un jugador hábil para driblar (llamado también caracolero) en el fútbol, estamos viendo al cerebelo trabajar a su más alto nivel. El cerebelo también participa en la planeación de las actividades que preceden al movimiento (figura 2).

El cerebro funciona como un todo, como una unidad, no debe considerarse en términos de sus diferentes componentes en forma separada; por ejemplo, si un sujeto decide acudir al estadio a ver a su equipo favorito de fútbol, este pensamiento es transformado en un plan de acción por los lóbulos frontales, estos a su vez envían impulsos al cerebelo y de aquí hacia los ganglios basales. Entre ambos informan a los lóbulos frontales para transformar el plan de acción en un programa motor, es decir, ir al auto, dirigirse a la taquilla, comprar un boleto de entrada, pasar al estadio y sentarse para disfrutar el partido. Cada una de estas acciones involucran diferentes músculos activados en diferente secuencia. *Desde hace años los neurocientíficos han identificado que cualquier actividad de destreza estimula al cerebelo.* Además, sabemos que el sólo imaginar o concentrarse mentalmente en una actividad puede igualmente estimular al cerebelo. Esto no significa que con sólo pensar o imaginar se puede llegar a ser un gran futbolista, se debe primero entrenar, perfeccionar una habilidad o destreza y, *una vez alcanzado el entrenamiento apropiado, al imaginar y soñar en su realización, podemos activar, sostener e incrementar los circuitos necesarios que gobiernan a la destreza aprendida.*

Un joven futbolista durante la infancia y la adolescencia, e incluso en la vida adulta, además de realizar el entrenamiento físico durante la semana que incluya los aspectos técnicos con balón, coordinación, velocidad, resistencia, flexibilidad, potencia muscular y potencia explosiva, sin descuidar los aspectos tácticos que el director técnico determine, debe entrenar además en la tranquilidad de su hogar, casi diariamente y dentro del tiempo que dedique a la oración y meditación esto es, ejecutar en su pensamiento la destreza motora (driblar, defender, tirar a gol, despejar, cabecear, etc.), formando un partido imaginario en su cerebro, esta forma de repetición mental de destrezas motoras refuerza, desde el punto de vista neurofisiológico, lo que se aprendió con el ejercicio bien supervisado y bien realizado en el campo de entrenamiento. Es decir, *es necesario soñar e imaginar en forma diaria las destrezas aprendidas, lo cuál constituye una forma de entrenamiento.* El pensamiento y el movimiento están integrados en una forma bidireccional entre el cerebro y el cerebelo. La agilidad mental y la agilidad física se complementan una a la otra. En múltiples ocasiones, un típico futbolista profesional se pasa horas repasando mentalmente los movimientos necesarios para alcanzar el triunfo. Igualmente escritores e intelectuales, dedican un tiempo al ejercicio para poder aclarar la mente y obtener un adecuado juicio intelectual.

En los procesos de aprendizaje deportivo o escolar participa en forma significativa la emotividad. Es de gran importancia que desde la infancia y adolescencia se cuente con las condiciones adecuadas para facilitar la adquisición de destrezas y habilidades, algunos autores refieren que estas condiciones desarrollan y fortalecen la inteligencia emocional. El sistema límbico, localizado en el diencéfalo hacia la parte interna de los lóbulos temporales (figura 3), se encarga de coordinar las respuestas emocionales. Uno de los grandes misterios del cerebro es la interpretación "del cómo" un estímulo químico o eléctrico se transforma en un deseo o acto motor, a esto se le conoce como el misterio mente-cerebro.

El desarrollo humano exitoso requiere de la adquisición de una variedad de conocimientos, habilidades y destrezas; es decir, el triunfo en cualquier actividad de la vida está sustentado en el hecho de tener habilidades indispensables y conocimientos para desarrollar la función que se nos encomiende. El aprendizaje es el único medio para adquirir conocimientos, habilidades y destrezas. *El factor más importante en Psicología educativa y Psicología deportiva que influye en forma significativa en procesos de aprendizaje es la motivación.* Este término proviene del latín "movere" que significa "estar listo para entrar en acción", es lo que induce a un sujeto a llevar a la práctica una acción. En el plano educativo, la motivación significa "proporcionar motivos" o estimular la voluntad de aprender. Es un término general que se aplica a impulsos, deseos, necesidades, anhelos y fuerzas similares que guían la conducta de los seres humanos.

La motivación para realizar alguna actividad se inicia en el nucleo familiar, los padres deberán estimular las habilidades, talentos, voluntades, aficiones y triunfos que vayan mostrando los hijos sin presionar, ni con maniobras coercitivas. *En el fútbol, los participantes más importantes para la motivación de niños y adolescentes son los padres de familia y el entrenador.* Sin embargo, con frecuencia, en los múltiples partidos de fútbol infantil y juvenil a los que he acudido, se observa en forma muy consistente la participación inconveniente de algunos padres de familia, gritando, dando instrucciones diferentes a las del entrenador y a veces hasta insultando porque el hijo no realizó una determinada jugada, incluso insultando al árbitro con malas palabras. Este tipo de actitudes van en contra de las formas de motivación para los procesos de aprendizaje y consecuentemente atenúan el desarrollo de la inteligencia emocional en el niño. El entrenador de equipos infantiles, debe ser una persona capaz desde el punto de vista futbolístico, con conocimientos básicos de neurofisiología, que en forma ecuánime, sutil, pero con firmeza, perseverancia, y en forma didáctica, apoye el crecimiento de las destrezas motoras, principalmente estimulando la motivación para la actividad deportiva. El Sr. Roberto Clerici (empresario y dueño de industrias de cerámica en Brescia) entrenador y dirigente del equipo infantil Voluntas de Brescia, Italia, campeón de Europa en la categoría de 12 años, acudió con su equipo campeón al torneo internacional Copa Monterrey 1992, ganando la final 2:1, en tiempos extras, contra el club de fútbol infantil Regios dirigidos por mí. El Sr. Clerici mencionaba que el mejor entrenador de una institución, sea de equipo profesional o club privado, debe estar a cargo de la preparación de equipos infantiles *entre los 10-14 años "es la mejor edad para aprender y debe contar con el mejor entrenador".* Sin embargo, un entrenador que buscaba ser director técnico en primera división me comentaba "entrenar a este grupo de edades no brinda reflectores ni economía". Con la adecuada interacción entre los más indicados participantes para el crecimiento deportivo del niño (padres-entrenadores) se irá gestando la inteligencia emocional para el deporte de alta competencia. La participación de Roberto Clerici con el equipo infantil Voluntas de Italia me confirmó que para "formar jugadores de calidad hay que poner calidad en el proceso."

Los deberes de un entrenador en la niñez y la adolescencia son: a) enseñar destrezas motoras propias del fútbol, b) capacitar a sus jugadores para ejecutarlas, c) proporcionar entrenamientos que mejoren la capacidad física, d) enseñar ejercicios que incrementen la velocidad de reacción, coordinación visomotora y visoespacial, e) enseñar los sectores transversales (sector de seguridad: defensiva, de preparación: medio campo y de definición: delantera) y longitudinales del campo de fútbol (sector izquierdo, línea medial y sector derecho) para los momentos de defender, preparar y atacar en forma conjunta en sectores transversales, además de los recorridos de líneas en los sectores longitudinales durante el desarrollo del partido, f) enseñar aspectos técnicos de recepción del balón, conducción, golpeo del balón para despejar, filtrar, dirigir, centrar y tirar a gol, y g) motivarlos para que realicen todas las actividades del entrenamiento en tiempo, en forma y con alegría. *El ambiente grupal debe ser de armonía con mensajes estimulantes y palabras de aliento en cada fase del entrenamiento, facilitando la disciplina y el compañerismo* entre los jugadores, fomentando que al momento de la competencia estén dispuestos a mostrar un gran espíritu de lucha y máximo esfuerzo. Un entrenador no puede exigir al niño o al joven que ejecute una jugada o destreza que no se le ha enseñado ni practicado, el realizar este tipo de exigencias va en deterioro de la motivación. Mi experiencia como jugador de fútbol, médico de profesión, profesor en escuela de Medicina y del posgrado de Neurología por más de 30 años, me ha demostrado que las motivaciónes que debe fomentar el maestro para capacitación del alumno son: 1) despertar el interés de los alumnos en un tema, una destreza, una habilidad o en una competencia, 2) estimular el deseo de aprender, 3) dirigir la atención y esfuerzos hacia la necesidad de dominar una materia, habilidad o destreza, 4) orientar el interés hacia el logro de los objetivos. Sin embargo, la motivación depende de dos personajes: el jugador (alumno) y el educador (entrenador, maestro o instructor) aunque también depende de la materia (tipo de entrenamiento) y el método de enseñanza (realizar el ejecicio físico o destreza en forma alegre, relajada y sin presión). Las medidas coercitivas para fomentar la motivación, no son adecuadas en la práctica del fútbol.

En fútbol de edad escolar, el papel del profesor en la motivación es relativamente sencillo pero a la vez importante, consiste básicamente en el ejemplo que emite su actitud y el mensaje que lleva su discurso. Influye también, la organización del programa de trabajo y el comportamiento que pretende de sus jugadores. Un profesor puede *motivar a sus alumnos mostrando el valor del aprendizaje e ilustrando que las capacidades motoras, académicas e intelectuales son modificables, pueden incrementarse y perfeccionarse*. Además, debe centrar la atención en facilitar la autonomía y libertad del jugador en la realización de las destrezas y habilidades peculiares y naturales de cada joven, de acuerdo a su posición dentro del campo. El entrenador debe tener presente que cada alumno es único; mediante la observación detallada que genera la experiencia, debe reconocer qué es lo que motiva a un jugador, y entender qué circunstancias son más apropiadas para motivar a otro jugador, ayudando de tal forma a desplegar el potencial de los talentos que cada jugador tiene para utilizarlo como recurso durante las competencias. En el fútbol el entrenador que conjunte los aspectos técnicos y tácticos con la motivación e inteligencia emocional, tendrá un equipo que difícilmente se va a dar por vencido durante una competencia deportiva, incluso ante equipos aparentemente más fuertes.

Los aspectos que motivan a aprender a cada uno de los niños durante su etapa de crecimiento futbolístico son: el interés, la curiosidad, la imitación, el conocimiento mismo, el recibir un premio y evitar la derrota. Se ha considerado al interés como el factor principal que motiva el deseo de aprender; sin embargo, éste presenta diversas perspectivas entre las cuales podemos incluir: el interés por ser mejor, el interés por saber más, por ser reconocido, por ser aceptado por un grupo o una asociación, por la superación personal o por combatir la insatisfacción. Es importante saber motivar al niño en la adquisición de destrezas, habilidades y conocimientos para el fútbol. También es necesario motivarlos para participar en ejercicios que aumenten la capacidad física necesaria para realizar la actividad deportiva. El éxito en el fútbol requiere: 1) adquirir conocimientos, 2) metodología para la enseñaza-aprendizaje, 3) motivación suficiente y poderosa que impulse a alcanzar metas. *La motivación es el arte de despertar el deseo de aprender de nuestros alumnos o jugadores de fútbol.*

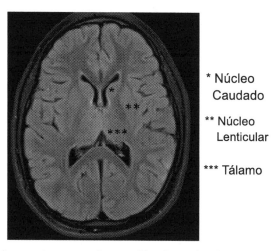

* Núcleo Caudado

** Núcleo Lenticular

*** Tálamo

Figura 1. Imagen de resonancia magnética de cerebro de un sujeto donde se observan los ganglios basales. Estos se encargan de supervisar la realización correcta de alguna destreza motora.

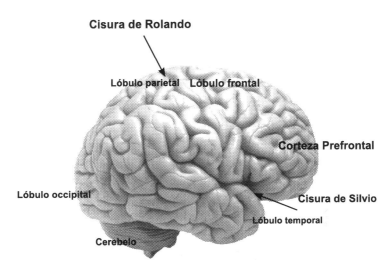

Figura 2. Vista lateral mostrando lóbulos y cisuras mas significativas del cerebro, en la parte inferior se observa el cerebelo.

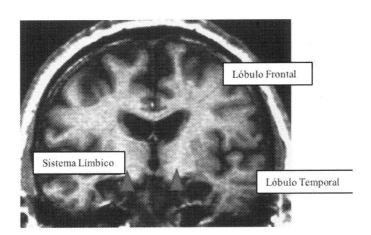

Figura 3. Imagen de resonancia magnética de cerebro en corte coronal mostrando lóbulos frontal y temporal y localización del sistema límbico (triángulos).

Capítulo Quinto

Cómo Funciona el Cerebro

En los Juegos Olímpicos de Invierno (Calgary, Canadá 1988), el presidente del Comité Olímpico, en su mensaje de clausura mencionaba: "Algunos atletas han ganado medalla de oro, otros han batido récord y uno incluso ha volado como un águila". En ese momento, su mensaje fue interrumpido por miles de personas que clamaron en grito unánime: "Eddy, Eddy", refiriéndose a un joven de 25 años de edad, Michael Edwards "Eddy", quien con 1.73 metros de estatura y 80 kilos de peso, se convirtió en un célebre personaje por ser el primer atleta de nacionalidad británica en participar en los juegos olímpicos de invierno en la especialidad de salto en esquí.

Podría pensarse que Eddy fue un atleta como cualquier otro que haya competido en una olimpiada. Sin embargo, preexistieron circunstancias que lo hicieron presentarse en este importante evento deportivo como un personaje diferente. Nació en 1963, en su infancia presentó problema de rodillas, utilizando aparatos ortopédicos en su pierna izquierda durante la primera década de su vida, además con gran peso corporal para su baja estatura. En su adolescencia no recibió un entrenamiento para la disciplina de salto en esquí, ayudaba a su padre como yesero y tenía miopía muy significativa, utilizando lentes de vidrios gruesos, que coloquialmente llamamos "lentes de fondo de botella". En la infancia, viendo televisión, se entusiasmó con los saltos de esquí y soñó con ser campeón olímpico a pesar de contar con severas deficiencias anatómicas en sus piernas, con peso, estatura, visión y destrezas motoras impropias para un atleta de alto rendimiento. Además los entrenamientos para esta disciplina los inició hasta el término de la adolescencia, cuando en ésta y otras disciplinas olímpicas, deben iniciar los procesos de entrenamiento a los seis años de edad. Eddy, inició sus prácticas con esquís prestados utilizando varios pares de calcetines para que pudieran ajustarse sus pies a las botas de nieve que consiguió, entrenaba saltando de lo alto de autobuses viejos de dos pisos que estaban en depósitos de autos, practicaba una disciplina deportiva con cero tradición en la Gran Bretaña. En su preparación, primero compitió en el Mundial del 87, donde ocupó el último lugar: su salto alcanzó un tercio de la distancia del ganador; sin embargo, llegó a la mínima longitud de salto que sugería el Comité Olímpico de su país para ser aceptado a "regañadientes" por los miembros del Comité. Despertó, por estas características, simpatías de prensa, aficionados y patrocinadores recibiendo medios para seguir entrenando. Careciendo de las cualidades elementales para practicar cualquier actividad deportiva de alto rendimiento, en las Olimpiadas de Calgary, Eddy, en vez de ejecutar el salto con la posición elegante y aerodinámica de un saltador nórdico, agitaba los brazos cuando iba en el aire para no perder equilibrio y ese aleteo le ganó el apodo de "el águila". La gente pensaba que acabaría rompiéndose la columna o incluso morir en cada salto, él mismo confesó: "antes de cada salto siempre temo que sea el último", lo cierto es que salió ileso. El resultado final fue que ocupó el lugar 55 de un total de 56 participantes (el 56 fue descalificado) alcanzando menos de la mitad de la puntuación de los vencedores; sin embargo, la expresión de sus ojos vivarachos tras el grueso cristal de lentes empañados y el desparpajo con que paseó su antiestética estampa de atleta, habían conquistado el cariño del público canadiense y regresó a Inglaterra vestido de héroe.

Eddy "El Águila" contaba con múltiples condiciones que llevan a un niño adolescente hacia el camino del triunfo y estas son: 1) Capacidad de **soñar,** es decir, soñó con un objetivo de vida, ser atleta olímpico sin importar deficiencias físicas con las que contaba, 2) Gran **motivación** a pesar de las múltiples barreras que se presentaron incluyendo las dificultades económicas para comprar materiales de entrenamiento, falta de apoyo del padre, falta de lugares para la práctica de esta disciplina, la edad en que inició los entrenamientos de salto con esquí y no contar en sus inicios con el maestro experimentado en esta disciplina, 3) Contar con **resiliencia** que es la capacidad de desarrollar coraje interior positivo que no permite doblegarnos ante situaciones difíciles; capacidad de no claudicar ante situaciones de conflicto y no desanimarse incluso ante la ausencia de estructura física, capacidad motriz, ausencia de herramientas de entrenamiento y de entrenador para el salto de esquí, 4) **Autodiálogo positivo** desarrollado en forma innata o natural en este joven y en muchos que han triunfado en el deporte; esta condición es responsable en gran parte del óptimo estado emocional del ser humano, en este autodiálogo participan la empatía, la confianza en uno mismo y la habilidad para relacionarse socialmente y, 5) Contar con **empowerment** (empoderamiento) el cual se refiere a la oportunidad que tiene cada persona de ser dueña de su propio destino, capacidad de alcanzar objetivos evitando dependencia o codependencia de otras personas. Es la serie de pasos que se requieren para alcanzar ideales y aspiraciones, que la persona decida sobre su propia actividad y que encuentre menos barreras en la solución de conflictos. Este proceso seguramente Eddy lo obtuvo también en forma innata.

En 1945, Gunder Hägg implantó el récord mundial al correr la milla (1,609 metros) en un tiempo de cuatro minutos. Desde entonces, se estableció el mito que "ninguna persona podía romper la barrera de los cuatro minutos". Esa marca significaba que los corredores habían llegado al límite de la capacidad del ser humano. Al parecer se generó un bloqueo mental inconsciente colectivo en el mundo del atletismo. En 1954 un estudiante de Medicina de Oxford, Roger Bannister, quien en forma amateur practicaba carreras de medio fondo, decidió estudiar en forma científica tal fenómeno, a fin de superar el récord de Hägg. Sus esfuerzos fueron coronados cuando el día 6 de mayo de 1954, en la pista de Iffley Road Track en Oxford UK, rompió dicha marca con un tiempo de 3 minutos 59.4 segundos y desde entonces, los mitos populares se derrumbaron. La mente humana frecuentemente produce mitos o bloqueos emocionales que se traducen en impotencia, en relación con situaciones que aparentemente podemos vencer. El mismo Roger Bannister describió "El hombre que se puede impulsar, una vez que el esfuerzo se vuelve doloroso, es el hombre que va a ganar."

Estos dos ejemplos nos informan del gran potencial que tiene nuestro cerebro y que puede ser moldeado y potencializado en cada niño, de acuerdo a sus características individuales, incluso en la adolescencia y en el adulto joven, como lo demostraron los ejemplos de Roger Bannister y Michael "Eddy" Edwards. El cerebro del ser humano se encuentra bastante incompleto al momento de nacer, comparado con la mayoría de los integrantes del reino animal. En nuestra infancia se va moldeando la estructura y la función del cerebro. En la niñez tenemos gran capacidad para disfrutar cada momento, somos alegres, espontáneos, expresamos libremente las verdades, somos sociables, reímos, discutimos con amigos o con hermanos encontrando rápido la solución, no nos preocupamos del acontecer de la vida diaria, vivimos la vida como un juego con diversión diaria, incluso en momentos de acudir a la escuela, lo hacemos con alegría. Conforme pasan los años en el tránsito hacia la adolescencia y hacia la vida adulta, el niño interior que tenemos se va perdiendo, nos vamos llenando casi cotidianamente de emociones inadecuadas tales como rencor, odio, angustia, malos entendidos, desesperanza, complejos y sentimientos de culpa. Todos estos cambios que pueden ocurrir a partir del término de nuestra infancia, debemos conocerlos y reconocer los cambios que se encuentran bajo el control y la influencia de diferentes sectores del cerebro y pueden ser controlados y modificados por uno mismo.

Los padres debemos entender y apoyar en los cambios que se van presentando en el paso de la niñez hacia la adolescencia. El padre y el entrenador, deben reconocer las habilidades y destrezas con que cuenta el niño y proporcionar los estímulos apropiados (motores, sensitivos, académicos, musicales, idiomas etc.) que sean útiles para motivar, moldear y potenciar el funcionamiento del cerebro con relación al talento o los talentos detectados. El conocer las estructuras que participan en nuestra atención, concentración, orientación, memoria, motricidad, coordinación y emotividad, permitirá implementar los estímulos más convenientes para el cerebro, incluyendo la conformación de la inteligencia emocional.

En el lóbulo frontal existen varias áreas que realizan múltiples funciones específicas, sin embargo, para el desarrollo deportivo son importantes las siguientes: 1) corteza motora y 2) corteza prefrontal (figura 1). El lóbulo frontal se conecta con áreas visuales, auditivas y sensitivas por fibras de asociación largas, conexiones trascendentales para reacciones visomotoras: visión de portería, dimensión del campo, tiempos y movimientos de jugadas; igualmente para reacciones viso espaciales que incluyen orientación en el campo para jugadas ofensivas y defensivas y entorno de la portería para el arquero. Las conexiones con tálamo, hipotálamo y diencéfalo mediante fibras de proyección son valiosas en reacciones hormonales y emocionales. El lóbulo frontal se proyecta también a ganglios basales que participan en las reacciones motoras (figura 1). El sector prefrontal se divide en: región dorso-lateral (CPfd), frontal-medial (CPfm) y órbito- frontal (COF) (figura 2). Estas áreas se consideran el asentamiento de las funciones cerebrales superiores. El sector prefrontal juega un papel fundamental en la habilidad de predecir las consecuencias de nuestras acciones, expresión emocional (afecto, entusiasmo, alegría, pasión, compasión), toma de decisiones, sensación del tiempo, pensamiento, cálculo y personalidad.

La región CPfd es importante en la organización de las tareas ordenadas por uno mismo y en la memoria de trabajo. Es responsable de la planeación, organización y ejecución de las destrezas motoras. Se beneficia de experiencias adquiridas y de la motivación, además tiene flexibilidad cognitiva y participa en la resolución de problemas. Es de gran importancia en el funcionamiento del control oculomotor, función trascendente en la capacidad y reacción visual durante el desarrollo del un partido de fútbol.

La región CPfm se relaciona con la memorización de objetos (significativo para las técnicas de aprendizaje). La COF se conecta con el sistema límbico incluyendo la amígdala. Cuando la región COF no funciona apropiadamente o le falta maduración, se presenta desinhibición, lo cual conduce a realizar conductas sociales inapropiadas, labilidad emocional, pobre juicio, pobre autopercepción y gran distracción. El entrenamiento correcto, frecuente y ordenado de destrezas motoras favorece el proceso de maduración del lóbulo frontal para la realización de actividades deportivas, académicas y musicales entre otras, además del funcionamiento sistemático de las regiones CPfd, CPfm y COF. Lo anterior proporcionará la correcta toma de decisiones, progresos en el sistema de memoria por mejor atención y concentración, pensamientos positivos, mejora de las funciones ejecutivas, control de impulsos y, por consecuencia, mejoría en el proceso global de aprendizaje.

La mayor parte del tiempo ignoramos la presencia de nuestro cerebro. Debemos conocer que podemos motivarle y entrenar día con día nuestra memoria emocional con la cual podemos prevenir o incluso aliviar síntomas que con frecuencia se presentan en el transcurso de la infancia hacia la adolescencia. En este tránsito el niño puede ir perdiendo, con frecuencia, la capacidad que se tiene en la infancia de ser felices, alegres, divertidos, espontáneos y no tomar en cuenta momentos de tensión, tristeza, inquietud, desánimo. La mayoría de las veces el adolescente no repara en la existencia del cerebro, que podemos motivarle y entrenarle diariamente, incluso ni siquiera se repara en la existencia de la inteligencia emocional. En programas de educación básica en nuestro país prácticamente no existen los cursos de estimulación de la inteligencia emocional. La población en general desconoce las estructuras cerebrales esenciales para que el diario vivir sea placentero.

El lóbulo parietal tiene la circunvolución post central donde se recibe información sensitiva de áreas del cuerpo humano y áreas de asociación con otros lóbulos del cerebro. El lóbulo parietal recibe, correlaciona, analiza, sintetiza, integra e interpreta los impulsos sensitivos que se reciben del tálamo (y éste los recibe de la médula espinal), especialmente estímulos táctiles, de presión y posición. Se asocia con los sistemas auditivo y visual. La función del lóbulo parietal derecho es interpretar la posición del cuerpo de acuerdo con otros objetos en su alrededor, interpreta la información espacial (condiciones útiles en el desarrollo de un partido de fútbol) y regula la personalidad. La función del lóbulo parietal izquierdo es entender números, manipular objetos y realizar escritura.

El lóbulo occipital es el más pequeño, localizado en la parte posterior del cerebro (figura 1). Controla la visión y el procesamiento visual. Procesa e interpreta imágenes, contribuye en el reconocimiento espacial, la discriminación de movimiento y de los colores. Su función incluye la capacidad de comprender, entender y diferenciar la geometría de formas y objetos. En actividades deportivas, el funcionamiento correcto del lóbulo occipital es de gran importancia, tanto por su rol en la visión, como por su participación en actividades visomotoras y viso espaciales, debido a su relación con otros lóbulos, participando en el incremento de las habilidades y destrezas importantes en el deporte así como en muchas actividades profesionales de la vida adulta (ej. destrezas manuales y coordinación motora fina del cirujano, arquitecto, ingeniero, etc.).

El lóbulo temporal está conformado por varias circunvoluciones o giros, sin embargo, las de mayor importancia para el deportista son el giro temporal superior y el hipocampo (en la 5ª circunvolución temporal). El giro temporal contiene la corteza auditiva primaria, que es responsable de interpretar los sonidos. Recibe estímulos vestibulares que provienen del oído interno, por lo cual, su función también se relaciona con el equilibrio y balance. La vía visual en su trayecto hacia el lóbulo occipital, efectúa relevo en el lóbulo temporal, por lo tanto también participa en percepción de los cuadrantes superiores externos de ambos campos visuales. La memoria se localiza en el hipocampo, es importante para la retención y posterior recuerdo de eventos. Como fue descrito en el segundo capítulo, existen diferentes formas de memoria en cuanto al tiempo (a corto plazo, mediano y largo plazo) además de memoria motora, memoria visual, memoria auditiva. En todos estos procesos participa el hipocampo del lóbulo temporal. Los recuerdos pueden ser hechos, sucesos, personas y lugares, la retención y comprensión de la lectura, dependen también de este lóbulo. Existen además dos áreas primitivas: el *lóbulo olfatorio*, responsable de identificar y reconocer la información olfativa, y la *amígdala cerebral* que se encarga de procesar la memoria de las respuestas emocionales, estabilidad del estado de ánimo y la reflexión, puede causar cambios de humor o del comportamiento en forma impredecible, la amígdala también funciona en la expresión emocional y corporal del miedo.

La amígdala cerebral es capaz de extraer información respecto a posibles amenazas que aparecen en la escena visual. Promueve respuestas o acciones impulsivas. La actividad física, la educación y estimulación de la escala de valores dentro de la familia y mediante el deporte durante la niñez y adolescencia, favorece la maduración de las regiones frontales que tomarán el control de la impulsividad de la amígdala. Un grupo de neurocirujanos efectuaron estudios estimulando con electrodos a la amígdala de 11 pacientes. Se les presentaron imágenes que ocasionaban emoción de miedo, alegría o neutra. Mediante registros eléctricos comprobaron que la amígdala produce respuesta emocional extra rápida ante imágenes de baja y alta definición (menor a 100 milisegundos). Estas investigaciones concluyeron que la amígdala (localizada en áreas subcorticales) maneja la escena visual antes de que le llegue la información de áreas corticales, lo cual nos indica que existe una vía en áreas subcorticales filogenéticamente antigua en la amígdala, que produce respuestas rápidas y muy sensibles a estímulos biológicamente relevantes.

El sistema límbico está constituido por varias estructuras cerebrales que facilitan respuestas fisiológicas ante estímulos de carácter emocional. Se relaciona con la memoria, la atención, instintos, emociones (ej. placer, miedo, agresividad), la personalidad y la conducta. Se relaciona con los ganglios basales e interacciona con el sistema endocrino (productor de hormonas) y el sistema nervioso periférico. Tiene un mayor número de receptores que la corteza prefrontal, por lo tanto, los pensamientos tienen mayor facilidad de acceso a estructuras límbicas que a la corteza cerebral produciendo respuestas emocionales rápidas.

Los ganglios basales incluyen al núcleo caudado, núcleo lenticular (formado por el putamen y el globo pálido), sustancia nigra y núcleo subtalámico. Gran parte de su función es modular la actividad del sistema motor y no se proyecta hacia la médula espinal. No produce movimiento voluntario, pero modula y regula la actividad motora efectuada a través del sistema motor (también llamado sistema piramidal). A través de conexiones con el sistema límbico participa en aspectos emocionales del movimiento y aspectos cognitivos; mediante conexiones con el lóbulo frontal, participa en el aprendizaje de destrezas motoras. Las conexiones con el sistema límbico se relacionan con las expresiones motoras de la emoción, el control cortical de los movimientos oculomotores del lóbulo frontal se relaciona con los ganglios basales y son importantes en la movilidad de los globos oculares ante estímulos de movilización rápida, condiciones que ocurren durante la práctica de fútbol.

Cada una de las estructuras del cerebro funcionan y se interconectan entre sí mediante fascículos que producen y liberan sustancias químicas llamadas neurotransmisores. Nuestro cerebro aprende y se desarrolla en etapas escolares al igual que en el deporte, cada individuo puede enseñar a su cerebro a desarrollar destrezas. Si queremos perfeccionar las destrezas motoras en la pierna izquierda en un niño que juega fútbol con la pierna derecha únicamente, entonces efectuamos un entrenamiento adecuado, supervisado y repetitivo y, al cabo de un cierto periodo de tiempo ese niño será diestro con ambas piernas. El ser humano, principalmente aquellos que nos dedicamos a la enseñanza deportiva o académica de niños, adolescentes e incluso jóvenes adultos, debemos conocer las funciones básicas del cerebro, debemos además saber que podemos hablarle, motivarle y entrenarlo para que desarrolle el conocimiento, el aprendizaje, la memoria motora, muscular, visual, auditiva y la memoria-emocional. Enseñar estos aspectos básicos del cerebro, incluyendo la emotividad, se podrán prevenir y/o aliviar situaciones que generan estrés y ansiedad durante el proceso de crecimiento y maduración. Al poder regular la capacidad de adquirir e incrementar el conocimiento (funciones cognitivas) y los aspectos emocionales del niño y adolescente, podremos generar la inteligencia emocional que se requiere en actividades deportivas hacia el fútbol, hacia el alto rendimiento, así como en actividades académicas hacia la profesión que se vaya a elegir.

Los neurotransmisores (NT) son sustancias químicas que producen las neuronas, viajan por los axones hasta contactar otras neuronas y se requieren para la función del cerebro. Las neurociencias describen que los pensamientos o las respuestas de un sector neuronal, se efectúan mediante partículas más pequeñas que los átomos, los cuales pueden desplazarse de una estructura cerebral a otra y favorecer respuestas y el aprendizaje de ejercicios de visualización, meditación, habilidades, destrezas motoras y ejercicio aeróbico. Algunos NT son: serotonina, dopamina, ácido gama-amino-butírico (GABA), adrenalina, noradrenalina, acetilcolina, endorfinas, metencefalinas y glutamato. Existen otras sustancias que participan como NT, algunas son hormonas como la oxitocina, vasopresina, melatonina, prolactina, o neuropéptidos tales como el péptido intestinal vasoactivo (VIP), el IGF-1 (factor de crecimiento insulínico tipo 1) y la sustancia P.

Existe una vía neurofisiológica responsable de la motivación que activa la producción y liberación de la dopamina, la cual es responsable del buen estado de ánimo, la motivación, el sentido del humor, la lógica y razonamiento de las emociones. Además es importante para el fútbol o actividades deportivas ya que también participa en la coordinación del sistema motor. La dopamina cerebral se produce en la sustancia negra del mesencéfalo, sigue un trayecto con escala en el Núcleo Accumbens y llega a la corteza prefrontal. El ejercicio físico aeróbico que incluya ejercicios de flexibilidad y elasticidad es útil para generar la producción de dopamina, además de endorfinas que mejoran la sensación de bienestar, la atención, concentración y, por consecuencia, la memoria, aumentando el umbral de dolor. La serotonina participa en varias funciones del cerebro tales como atención, concentración, control del apetito, control de la ansiedad, modulación del sueño, y participa en el control del dolor; los centros productores de la serotonina son los núcleos del rafe que se localizan en el tallo cerebral. La noradrenalina cerebral se produce en el locus coeruleus, sistema simpático y médula suprarrenal, funciona en la atención, respuestas motoras dentro de actividades deportivas o en situaciones de estrés, también participa en los procesos de motivación. La melatonina controla los ritmos de sueño y el GABA actúa como relajante y disminuye la ansiedad.

Las neurociencias han postulado que los pensamientos surgen como si fuesen películas dirigidas por nuestra imaginación, de tal forma que podemos construir nuestras metas y objetivos de vida en la medida que entrenemos y utilicemos la fantasía, la visualización y la voluntad, formando situaciones congruentes y positivas. La visualización y voluntad son parte de las estrategias que se utilizan en la terapia cognitivo conductual, son fáciles de realizar por cualquier individuo y deben formar parte del entrenamiento diario del niño y del adolescente que se encuentra en la práctica del fútbol. Ellos deben construir y visualizar metas de vida o proyectos, o visualizar jugadas a realizar en un partido y que aprendan a imaginar cómo desean llevarlos a cabo, con una adecuada proporción de flexibilidad y al mismo tiempo con una dosis adicional de resiliencia. El visualizar jugadas a realizar en un partido y aprender a imaginar cómo desean llevarlas a cabo, debe formar parte del entrenamiento de actividades deportivas, sean o no encaminadas hacia el alto rendimiento. La realidad emocional con que apreciamos lo que sucede en nuestro entorno, depende de nuestros pensamientos. Una realidad puede ser buena o desfavorable de acuerdo a como visualizamos ese pensamiento.

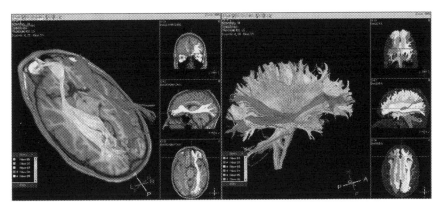

Figura 1. Tractografía por imagen de resonancia magnética del cerebro de un joven. Se observan fibras de asociación que conectan al lóbulo frontal con áreas visuales, auditivas, sensitivas, motoras y del sistema límbico. Estas áreas sincronizan su actividad en forma rápida y continua durante la actividad físico-atlética (vista axial: imagen izquierda) vista lateral (imagen derecha).

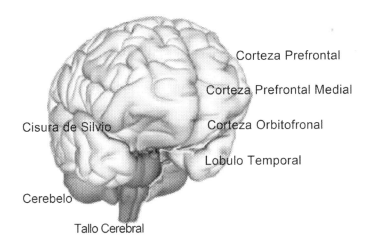

Figura 2. Vista del cerebro mostrando áreas del lóbulo frontal. La corteza prefrontal medial madura alrededor de los 15 años, la corteza órbito frontal participa en la concentración. Se muestra también el lóbulo temporal, el cerebelo y el tallo cerebral.

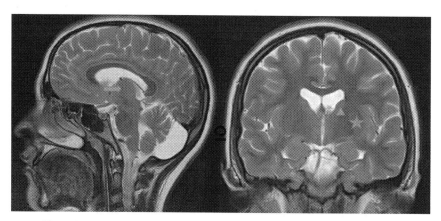

Figura 3. Imagen de resonancia magnética de cerebro de un joven, mostrando en vista sagital o lateral (izquierda), el sistema límbico (flecha), el cerebelo con quiste aracnoideo (color blanco) y en vista coronal los ganglios basales que incluyen: núcleo caudado (triángulo) y núcleo lenticular (estrella).

Capítulo Sexto

Cómo Estimular la Función Cerebral

El cerebro funciona como una junta de expertos. Todos los participantes trabajan para un fin común, aunque cada uno realiza actividades específicas. *El lóbulo frontal se encarga de formular diariamente los programas motores, realiza los planes de trabajo, imagina el futuro y utiliza argumentos razonados.* Tiene el área motora primaria que se encarga de generar, mantener y terminar el movimiento voluntario y consciente. También cuenta con el área de Broca (sector del lenguaje) que permite que los pensamientos sean transformados en palabras. El área prefrontal se encarga de procesos de atención y aprendizaje, desglosa los conceptos, forma el orden temporal de la información, mantiene la atención y guarda la información. La corteza cingulada anterior participa en los procesos de motivación. Cuando esta región no funciona correctamente ni en forma continua, el niño se emociona intensamente con alguna actividad, pero pierde rápidamente el interés (el niño observa que sus compañeritos del barrio o de la escuela juegan fútbol, quiere intensamente participar, sus padres le compran balón, tachones, uniforme y después de 2-3 entrenamientos decide que no es lo que le gusta).

Los lóbulos frontales participan en el aprendizaje de la destreza motora inicialmente y a partir de estos lóbulos otras áreas se asocian y participan para consolidar las habilidades y destrezas en la memoria motora. El área motora primaria y la región prefrontal participan en el aprendizaje motor inicial, de tal forma que al efectuar algún ejercicio determinado, se estimulan las áreas de aprendizaje motor y después de realizarlo, al cabo de algunas horas de reposo, se consolida y se guarda en la memoria. Al volver a realizar el mismo ejercicio, se activan el área motora primaria, la región prefrontal y otras regiones cerebrales incluyendo el lóbulo parietal, el cerebelo y ganglios basales, que también se involucran en consolidar la memoria motora.

El cerebro en forma cotidiana modifica los programas motores dependiendo de nuestras actividades y circunstancias. Activa diferentes músculos que producen combinaciones de fuerza y precisión para actividades deportivas o simplemente actividades de la vida diaria. Si una mañana el sujeto desea tomar algun alimento y no hay en el refrigerador, decide ir a una tienda de conveniencia cercana (ej. al Oxxo). Lo anterior requiere que el cerebro formule un programa motor para caminar a la tienda seleccionada. La región prefrontal formula el programa motor y envía órdenes a la corteza motora y al cerebelo para que ejecuten la acción deseada o programada.

Las regiones frontales del cerebro ejecutan funciones de control motor, lenguaje, atención, aprendizaje y motivación siguiendo cuatro conceptos: 1) *Secuencia:* recibe la información, la ordena en forma continua y la reorganiza si se requiere; 2) *Vigilancia*: nos mantiene alertas de sujetos y eventos que ocurren en nuestro entorno, nos determina la habilidad de estar atento y concentrado; 3) *Anticipación:* nos permite anticipar consecuencias de nuestras acciones, predecir respuestas por la reacción de otras personas, llevar a cabo en forma anticipada varias acciones simultáneamente y, 4) *Evocación futura:* nos promueve la habilidad de ver hacia metas futuras y mantenerlas en mente a pesar de cualquier dificultad. *El funcionamiento de la evocación nos permite concretar nuestra misión y visión hacia el futuro "llegar a ser, lo que soñamos ser".* Si deseas ser neurólogo, tienes que dedicar mucho tiempo, dedicación, disciplina, esfuerzo, gasto-economía, privaciones, entre otras cosas para alcanzar tu objetivo. Durante los años difíciles de entrenamiento arduo, la evocación futura de visualizarte como neurólogo será tu única fuente de inspiración y guía. Lo mismo puede ilustrarse en relación con la evocación futura de un niño o adolescente que desea llegar a convertirse en futbolista profesional. En los niños, a partir de los 12 años e incluso desde temprana edad, los padres y entrenadores debemos hablarles y orientarles acerca de lo que el camino hacia ser futbolista profesional lleva consigo, al igual que en la medicina, dedicar años de entrenamiento intenso donde la única fuente de inspiración es visualizarte como futbolista o imaginar el día del debut profesional. Al igual que en la carrera de medicina, donde la competencia es diaria por pasar la materia, por tener notas altas y mejor promedio escolar global; esto debido a que los lugares para realizar una especialización en la medicina de posgrado son escasos y compiten muchos estudiantes recién graduados por obtenerla. Así mismo ocurre en el fútbol, existe mucha competencia por un puesto y se requiere, por tanto, vencer el cansancio ante los intensos entrenamientos y múltiples privaciones, además del bullying, los dobles mensajes de quienes dirigen y principalmente el hambre que existe entre los candidatos a luchar por un puesto. La alta competencia por un puesto la observé tanto en el fútbol profesional como en la medicina. Sin embargo, en esta última, la competencia se desarrollaba a más alto nivel de formación, educación y mesura. Mi tránsito de jugador juvenil hacia el fútbol profesional, me eneseñó algunos valores tales como el ser un sujeto ordenado, disciplinado y competitivo, lo cual fue fortaleciendo mi ilusión, inspiración y evocación hacia el futuro para que, día con día, me visualizara como neurólogo.

Los lóbulos frontales son responsables de nuestra habilidad para proyectarnos en el futuro, las áreas prefrontales desarrollan la intención de realizar algo y las áreas motoras la llevan a cabo. Gracias a estas áreas cerebrales, el ser humano es la única criatura del reino animal que puede quebrantar limitaciones de espacio y tiempo. Podemos imaginarnos logrando las cosas que queremos. El solo hecho de imaginar un movimiento activa áreas de la corteza prefrontal. Al niño que se encuentra en proceso de entrenamiento para el fútbol de alto rendimiento hay que estimularlo a que imagine o sueñe cada movimiento, realizando principalmente aquellas destrezas de alto grado de dificultad ya que esto constituye una forma de entrenar o practicar la habilidad aprendida. En la actualidad *las neurociencias han demostrado la existencia del gran número de conexiones que existen en nuestro cerebro, conectando el lóbulo frontal* (corteza prefrontal con la franja motora) con áreas visuales, de memoria y orientación espacial entre otras, lo cual favorece una respuesta bastante rápida ante un estímulo o demanda de nuestro cuerpo al solicitarle efectuar una destreza motora. Ante esta solicitud el cerebro pone en funcionamiento a la junta de expertos que trabajan para un fin común, realizando cada uno actividades específicas (figura 1).

El imaginar un movimiento complejo puede ayudar a mejorar su ejecución. Los estudios de PET (Positron Emission Tomography, en español tomografía de emisión de positrones) han confirmado los beneficios que se tienen al imaginar. Además, han consolidado en bases neurológicas aquellos conceptos que hace años solamente teníamos en forma de intuición. El proceso de imaginarnos realizando actividades complejas, ya sea musicales, de destreza quirúrgica, de atletismo, de fútbol o de presentar una clase, plática o conferencia ante gran concurrencia o frente a los compañeros de clase, activará áreas cerebrales que mejorarán la ejecución. Esta capacidad no se encuentra limitada a la música o a los deportes, *el simple hecho de pensar en realizar alguna cosa, produce cambios en el patrón de actividad cerebral.* Los estudios de PET revelan que el ensayo mental de alguna acción, activa la región prefrontal, responsable de formular los programas motores apropiados.

Desde el punto de vista práctico, cada uno de nosotros nos podemos beneficiar utilizando la imaginación. Los actores y principalmente los atletas de algunos deportes, saben que se puede entrenar imaginando, lo mismo sucede con los estudiantes. Ante enfermedades temporales, viajes o incluso condiciones climatológicas que impiden efectuar prácticas deportivas, musicales o educativas, estos individuos utilizan o deben utilizar el ensayo mental. En el proceso de entrenamiento a través de la imaginación, el cerebro de los actores, atletas y estudiantes establece y mantiene programas premotores que después los guiarán durante la actuación, participación deportiva, o al presentar una conferencia. Lo anterior no quiere decir que la imaginación o los ensayos mentales deban de sustituir al entrenamiento de la actividad, habilidad o destreza, pero puede servir como complemento bastante útil.

Existe un aforisma de hace más de mil años que anticipó al futuro de los descubrimientos *acerca del funcionamiento cerebral "todo lo que somos es el resultado de lo que pensamos".* La región prefrontal mantiene el poder del pensar positivo, cada uno somos el producto de la imagen que tenemos de nosotros mismos. Por lo tanto, siempre piensa positivo, piensa en grande, piensa siempre en lograr lo mejor, esto es positivo para tu cerebro. Cuando quieras lograr algo, por ejemplo la obtención de un campeonato de fútbol infantil debes ordenar tus mecanismos de pensamiento, primero pensando firmemente en el objetivo que quieres conseguir, segundo, determinar los pasos específicos que te van a conducir a la meta y finalmente revisa con regularidad si vas efectuando adecuadamente cada paso que conduce a tú objetivo, recuerda que la obtención de ese objetivo no se dará de la noche a la mañana.

El conocer que existe la programación motora en la región prefrontal del cerebro nos debe ayudar a aprender en forma más apropiada y eficaz. Cuando se aprende una destreza motora para el fútbol se conectan la corteza motora frontal con el área prefrontal, ambos sectores se mantienen activos durante los primeros 40 minutos de entrenamiento, la corteza prefrontal dibujando el plan de acción y la corteza frontal ejecutándola. ***Después de aprender una destreza o aumentar la habilidad para realizarla, el cerebro toma tiempo para consolidarla en la memoria*** motora, esto habitualmente toma varias horas, por lo cual no hay que apurar al cerebro. Por lo anterior, no es conveniente que al niño o al joven, después de practicar ciertas destrezas para el fútbol, se le lleve a clases de natación, básquetbol, ciclismo, entre otras, debido a que no se le da tiempo al cerebro para consolidar la destreza adquirida con la realización de una segunda actividad motora. Si sometes al niño a diferentes actividades el mismo día provocarás un fenómeno de interferencia en el proceso de aprendizaje de las destrezas motoras.

Debemos recordar que el cerebro requiere de cierto tiempo para codificar toda la información nueva y las experiencias que le proporcionamos. No hay que apresurarlo ni proporcionarle muchas y diferentes actividades motoras en un mismo día pues podríamos condicionar que el proceso de codificación falle. Si no le permitimos al cerebro que consolide los programas motores que se forman a través de los entrenamientos para el fútbol, estaremos perdiendo el tiempo y produciendo fallas en la adquisición de destrezas y habilidades motoras útiles para el desarrollo de futbolistas de alto rendimiento.

Redes Neuronales

La formación de redes neuronales es el principio fundamental con el que funciona el cerebro. Todo conocimiento dentro de nuestro cerebro se basa en la presencia de estas redes, cualquier información adquirida puede potencialmente asociarse con cualquier otra de las múltiples redes existentes en el cerebro. La creatividad, la cual es una aptitud bastante importante para el fútbol, sea o no encaminado hacia el alto rendimiento, se considera como el resultado de la formación de redes neuronales nuevas y originales. *Tim-Berners-Lee creador de la WWW* (World Wide Web) enfatiza la importancia del cerebro en la formación de conexiones y menciona *"Todo lo que sabemos, todo lo que somos, proviene de la forma en que nuestras neuronas están conectadas".* El incremento o reforzamiento de la inteligencia depende de la creación y estimulación de muchas redes neuronales es decir, "crear tantas redes como sea posible". La forma más adecuada para formarlas es proporcionar estímulos de muy diversa variedad que involucren aspectos académicos, musicales, lectura, dibujo, gimnasia y ejercicio físico que incluyan a la coordinación motora gruesa, motora fina, coordinación visomotora, visoespacial y flexibilidad, al igual que otros aspectos que serán considerados en otros capítulos.

En neurociencias consideramos que una vez que el cerebro crece hasta alcanzar las características y el peso del adulto, permanece estable por algunas décadas y posteriormente empieza a declinar su estructura y función. Hasta hace alguna década considerábamos que las neuronas que se perdían (o morían) no podrían ser reemplazadas. Sin embargo, investigaciones recientes indican que en nuestro cerebro existen células madre neurales que pueden multiplicarse y ayudar en la plasticidad o reparación cerebral ante la presencia de un daño. La presencia de células madre neurales con posibilidad de multiplicarse se han descubierto entre las neuronas del hipocampo (estructura importante para el aprendizaje y memoria), alrededor de los ventrículos cerebrales (cavidades dentro del cerebro que contienen y producen el líquido cefalorraquídeo) y en capas de la corteza cerebral llamadas interneuronas.

Plasticidad Cerebral

Desde hace más de cuatro décadas conocemos que el cerebro no es una estructura estática sino que presenta plasticidad de acuerdo a la experiencia personal de cada individuo. *La plasticidad, principio fundamental del funcionamiento cerebral, se refiere a la capacidad que tiene el sistema nervioso de cambiar su estructura y función a lo largo de la vida,* como reacción a los cambios en su entorno. Este concepto lo hemos observado en condiciones normales y de enfermedad. Cuando ocurre un infarto cerebral, la zona afectada muere y pierde su función. Al indicar el neurólogo rehabilitación como parte del tratamiento, el proceso de recuperación del enfermo dependerá del grado de plasticidad que desarrolle el cerebro de dicho enfermo alrededor del área dañada. En un individuo normal que es músico de profesión, tendrá mucho más neuronas en las áreas cerebrales relacionadas con su actividad que una persona que no se dedica a la música, es decir, quien se ha dedicado a la música tendrá mayor plasticidad cerebral en las regiones correspondientes a esta actividad. Con el uso del PET (tomografía de emisión de positrones) hemos observado que en músicos, el hecho de escuchar música activa más redes neuronales que en los individuos que no son músicos. Cuando se investigó el cerebro de uno de los grandes genios del siglo veinte, el cerebro de Albert Einstein no reveló el secreto de su gran genio; sin embargo, se encontró que el área cerebral encargada de la movilidad de los dedos de su mano izquierda estaba bastante crecida formando un pliegue gigante en la corteza del lóbulo parietal derecho, llamado Signo Omega (debido a su parecido con la letra griega Ω) lo cual se consideró que era debido a su gran pasión por tocar violín. Este pliegue se icrementa en tamaño en el lóbulo parietal derecho de quienes tocan violín y en ambos lóbulos parietales en quienes tocan piano, pues ellos, utilizan ambas manos realizando movimientos finos y detallados.

Giros o Circunvoluciones Cerebrales

La forma de las circunvoluciones y cisuras cerebrales están en general conservados en la mayoría de los sujetos; sin embargo, existen variaciones, de tal forma que cuando vemos el cerebro en estudios de autopsia (figura 2) o en imagen de resonancia magnética, los giros no son exactamente iguales en todo ser humano. Los detalles finos indican en forma única y personal lo que has vivido y quién eres actualmente. Cada situación que se experimente a lo largo de la vida cambia la estructura física del cerebro incluyendo la familia, la cultura, los amigos, el trabajo, conversaciones, películas, los partidos que has jugado. Todas estas situaciones modifican la expresión de los genes, así como la posición de las moléculas dentro de las neuronas, formando huellas e impresiones microscópicas que indican quiénes somos y en quién nos podemos transformar. Los cambios cerebrales que ocurren con aquellos que se dedican a la música, van a depender del tiempo dedicado a aprenderla y el tiempo dedicado a practicarla. No obstante, nunca es tarde para estimular los centros cerebrales relacionados con la música. Si en la edad adulta se inician clases de algún instrumento musical, necesariamente existirán cambios de acuerdo a las destrezas y experiencia adquiridas, esto forma parte de la plasticidad cerebral.

Estudios de investigación confirman la importancia de proporcionar al niño y adolescente un ambiente variado y enriquecido de diferentes estímulos que favorezcan el incremento de redes neuronales y la plasticidad cerebral. Animales de laboratorio instalados en ambientes con múltiples estímulos (juegos, laberintos, columpios, ruedas, compañía, etc), resultaron más inteligentes al efectuarles pruebas conductuales, desarrollaron crecimiento adicional de neuronas y redes neuronales al compararlas con animales de laboratorio que no fueron sometidos a un ambiente enriquecido de estímulos. Por lo anterior, se considera necesario *mantener trabajando y estimulado el cerebro en la niñez, adolescencia y continuar en la vida adulta ya que la estimulación continua incrementa la reserva cerebral* y disminuye la probabilidad de desarrollar demencia (tipo Alzheimer) al llegar a la séptima u octava décadas de la vida.

Desarrollo Cerebral

Existen actividades pasivas y dinámicas que incrementan el desarrollo de redes neuronales y son útiles para el crecimiento cerebral e indudablemente en aquellos que practican algún deporte como el fútbol. *Entre las actividades pasivas sugiero escuchar música. Es necesario exponer al niño a música que estimule la alerta y la energía en el cerebro,* el ruido exagerado de la música actual produce efectos psicológicos nocivos además de daño al sistema de la audición. Se considera en neurociencias que "el oído está diseñado para energizar el cerebro y el cuerpo". Para incrementar los procesos de aprendizaje en la infancia y adolescencia se requiere escuchar música de Mozart, valses de Chopin y algunos conciertos de Beethoven. Para mejorar la atención y concentración en este grupo de edades incluso en el adulto y adulto mayor, sugiero escuchar a Vivaldi (las cuatro estaciones). En pacientes con lesión cerebral, habitualmente sugiero a familiares de los enfermos que durante la fase de recuperación los hagan escuchar a Mozart (Conciertos para violín, Sinfonías 29, 39 y 40, Contradanzas y Cuartetos para cuerdas). Estos conciertos y sinfonías de Mozart sirven adicionalmente para revitalizar el cerebro y pueden usarse en niños y adultos para facilitar el descanso ya que éste proporciona nueva energía y dispone al cerebro para cualquier tipo de aprendizaje. Las características de la música descrita, por lo general, aunque algunas con diferente propósito como ya fue descrito, al ingresar al oído, transfieren el sonido al cerebro quien, después de registrarla, envía una señal al cuerpo para mantenerlo tranquilo y alerta, facilitando el proceso de atención, concentración y aprendizaje. En el niño, antes de iniciar el entrenamiento de fútbol o una plática técnica o táctica, sugiero comenzar con cinco minutos de Mozart y continuar la charla con un fondo musical de Vivaldi para posteriormente iniciar el entrenamiento y la actividad física. Con esta forma de inducción los resultados serán más rápidos y efectivos, es como preparar al cerebro a tener mayor atención y capacidad de aprender. Recientemente se describió que con este tipo de música se mantiene un control completo, superalerta, lúcido y consciente de todo lo que sucede, "no es una elección personal ni tiene nada que ver con gustos propios, es una música específica para un objetivo específico". *Don Campbell descubrió que la música de Mozart estimula inteligencia y aprendizaje (Sinfonía 14), la creatividad e imaginación (Cuarteto 21).*

Las *actividades dinámicas* que sugiero para incrementar las redes neuronales durante el proceso de crecimiento son de dos tipos: **(1) intelectuales**, entre las cuales tenemos la lectura, armar rompecabezas, juegos de mesa, trabajar en crucigramas, jugar cartas, dibujar, escribir cartas y principalmente aprender a tocar algún instrumento musical realizando prácticas frecuentes de lo aprendido; **(2) actividad física** que incluye el jugar algún deporte como fútbol, béisbol, básquetbol, natación o realizar alguna forma de ejercicio como el caminar, trotar, uso apropiado de la bicicleta y juegos con raqueta. Para la práctica del fútbol, además de los ejercicios propios que se realizan en una cancha, sugiero realizar ejercicios con balón de fútbol ante una pared para incrementar la coordinación motora gruesa que incluyen la recepción y el golpeo, además de realizar ejercicios con los miembros superiores con una pelota pequeña y dura (pelota de frontón o de tenis) para mejorar la reactividad, la velocidad de reacción, la coordinación motora fina y la coordinación visomotora. *Un concepto reciente para la práctica de fútbol de alto rendimiento sugiere realizar hasta 10,000 golpes al balón diariamente* para mejorar y perfeccionar las destrezas. Sin embargo, en mi experiencia como ex jugador de fútbol y como doctor dedicado a las neurociencias, este concepto debe ser progresivo en la infancia. Entre los 6 y 8 años de edad son suficientes 1000 golpes al balón en el entrenamiento diario donde se incluye el golpeo durante los ejercicios de conducción del balón y dedicar tiempo a ejercicios neuromotores que incluyen coordinación, reactividad, velocidad de reacción y elasticidad. De los 8 a los 10 años incrementar a 3000 golpes al balón por día de entrenamiento, de los 10 a los 12 años 5,000 golpes al balón por día de entrenamiento y por encima de esta edad y en aquellos que terminan la niñez e inician la adolescencia con tendencia a incursionar en el alto rendimiento, es cuando sería conveniente llegar al objetivo de 10,000 toques de balón por día de entrenamiento.

Maduración y Desarrrollo Cerebral

Si bien las sugerencias descritas son útiles para el cerebro en crecimiento y maduración, las investigaciones más recientes revelan que no importa la edad del individuo para realizar procesos de aprendizaje ya que nunca es tarde para estimular el cerebro. Órganos como *el hígado, pulmón y riñón envejecen con el tiempo; el cerebro mejora cuanto más lo utilices en el curso de los años,* incluso su funcionalidad puede modificarse en la edad adulta. El cerebro se va moldeando según lo estimulemos, es decir, trabaja como un escultor, elimina lo que no es necesario, las neuronas que no son estimuladas a formar redes neuronales, se van perdiendo, cuando el cerebro madura, este proceso termina. Cuando hay múltiples redes neuronales ya formadas, éstas pueden ser fácilmente estimuladas para formar más conexiones. Lo anterior puede demostrarse en personas que aprenden varios idiomas. Es difícil aprender un segundo idioma pero se tendrá menos dificultad cuando ese mismo individuo aprende un tercer o cuarto idioma ya que el cerebro "utilizará" las redes neuronales ya formadas cuando se realizó el aprendizaje del segundo idioma. La adquisición de otros idiomas es más rápido cuando se realiza a temprana edad que es cuando el cerebro es más plástico y maleable. Este mismo principio determina la habilidad que tiene un individuo para la práctica del deporte. Si el proceso de aprendizaje para el fútbol se realiza apropiadamente en la infancia, se estarán creando las condiciones necesarias para el entrenamiento futuro hacia el alto rendimiento. Los circuitos neuronales creados en la infancia y en la adolescencia para un deporte pueden incorporarse rápidamente para participar en algún otro deporte de características similares. *La experiencia deportiva adquirida en la infancia favorecerá la posibilidad de modificarla en la adolescencia o vida adulta.* Considero, por lo tanto, que los niños entre los 5 y 10 años de edad sean expuestos a diferentes deportes (atletismo, fútbol, básquetbol, béisbol, voleibol, natación) en forma recreativa y discretamente competitiva para que se formen múltiples redes neuronales que luego podrán ser reclutadas y estimuladas al continuar con entrenamientos de alto rendimiento para el fútbol. En el grupo de edad de 6 a 8 años, los partidos de fútbol deben efectuarse en canchas pequeñas, utilizando a lo ancho, es decir un tercio de la dimensión de una cancha de fútbol de adultos, que por lo general deben de contar con 60 metros de ancho por 100 metros de largo. En este grupo deberán jugar 6 a 7 niños por equipo con la finalidad de que tengan mayor contacto con el balón, se incremente la participación en el juego, pierdan el temor a participar y a entrar en contacto con el balón, además de que desarrollen el sentido de ubicación, velocidad de reacción, anticipación y el golpeo frecuente del balón. De los 8 a los 10 años deben participar 9 niños por equipo ocupando a lo ancho la mitad de la cancha. En el grupo de niños entre los 11 y 12 años podrán continuar jugando 9 contra 9, sin embargo, hay que dividir los equipos participantes en categoría A (de mayor rendimiento) y categoría B (principiantes y en proceso de desarrrollo). A los 12 y 13 años ya deberán estar jugando partidos de 11 contra 11 en cancha de 50 metros X 90 metros y eventualmente participar en partidos en cancha con las medidas profesionales, principalmente aquellos adolescentes que van encaminados hacia el alto rendimiento.

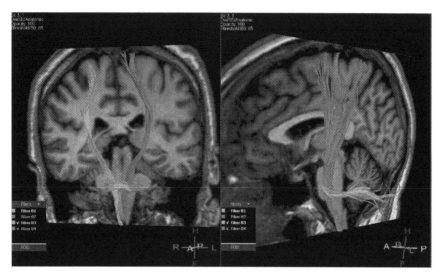

Figura 1. Tractografia por imagen de resonancia magnética de cerebro. A la izquierda en la vista coronal se observa la vía corticoespinal que va del área motora del lóbulo frontal hacia la medula espinal para ejecutar actividad motora. A la derecha en vista sagital, se observa la via corticoespinal enviando fibras de asociación hacia el cerebelo (fibras color gris y blanco) solicitando su participación en coordinar las respuestas motoras. Cortesía: Dr Alfonso Gil (Neuroradiólogo).

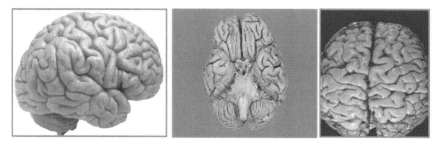

Figura 2. Cerebro. Vista lateral (izquierda) cara inferior (centro) cara superior (derecha) mostrando múltiples surcos, cisuras y giros o circunvoluciones. Cortesía: Dr. Álvaro Barbosa (Patólogo Hospitales TecSalud).

Capítulo Séptimo

Flexibilidad en el Fútbol: Estiramientos

La flexibilidad se define como la capacidad máxima de movimiento de las articulaciones con el fin de permitir la ejecución de movimientos de gran amplitud articular. En el fútbol se ejecutan acciones motoras que requieren diferentes rangos de movilidad articular para realizar el conjunto de actividades características de nuestro deporte. Se ha descrito que el trabajo de flexibilidad constituye un 10% del total de la preparación de un futbolista. Por lo general los entrenadores a nivel infantil y juvenil no le dan la importancia necesaria a los trabajos de flexibilidad, ni le dedican el tiempo que se merece quizás por no detectar los beneficios que conlleva su desarrollo, aún los futbolistas, consideran a los ejercicios de flexibilidad como un trabajo aburrido y no necesario. De ahí la importancia de *inculcar desde la infancia y adolescencia en ejercicios de flexibilidad, importantes para un mejor rendimiento en el fútbol.*

Actualmente millones de personas han descubierto el beneficio que produce el ejercicio. Nuestros antepasados tenían menos problemas físicos que en la actualidad, trabajaban duro para sobrevivir. Se mantenían fuertes y sanos gracias al trabajo al aire libre, dinámico y constante que consistía en cavar la tierra, plantar, cosechar, cazar, incluso correr para ponerse a salvo de animales salvajes. A medida que el ser humano se hizo menos activo, comenzó a perder fuerza, así como el deseo de realizar ejercicio. El cuerpo humano tiene una capacidad de recuperación impresionante. Un cirujano realiza una incisión (o un corte con bisturí) en el abdomen, un traumatólogo aplica una placa de metal y tornillos en alguna articulación o en un hueso fracturado; estos médicos corrigen el problema, suturan la herida quirúrgica y, a partir de entonces, el cuerpo toma la responsabilidad de provocar la curación progresiva. La naturaleza a través de células madre o células primitivas del tejido conectivo y tejido graso, termina el trabajo del cirujano o del traumatólogo. Todo ser humano tiene la capacidad milagrosa para recuperar la salud, ya sea después de alguna cirugía o corrigiendo malos hábitos dietéticos o de vida sedentaria. Los ejercicios de flexibilidad constituyen el eslabón fundamental para transformar la vida sedentaria hacia la vida activa provocando que los músculos se mantengan ágiles y flexibles. Los estiramientos deben adaptarse a la estructura muscular y a la flexibilidad individual, la meta es reducir la tensión muscular y adquirir mayor facilidad de movimiento. Todos nosotros, niños, jóvenes y adultos, debemos aprender de las mascotas (gato o perro). Quienes tienen alguna en casa, o cuando las vemos en lugares públicos como en parques, hemos observado que efectúan con regularidad ejercicios de flexibilidad con estiramientos un poco más intensos en el tren posterior (patas posteriores) que en el tren anterior. Los realizan frecuentemente durante el día, en forma instintiva y espontánea, estos estiramientos provocan gran agilidad de movimientos que son más rápidos y mejores que los ejecutados por el ser humano. Estas mascotas nunca se estiran demasiado ni en forma continua, lo hacen en forma natural, para poner a punto sus músculos.

Cada persona es un ser físico y mental distinto, con ritmos circadianos propios que producen bienestar y placer. Todo individuo tiene capacidades físicas (fuerza, resistencia y flexibilidad) y temperamento diferentes, por lo que debe aprender a conocer su cuerpo y necesidades para desarrollar el potencial individual y gradualmente construir un cimiento para el bienestar que durará toda la vida. *En la práctica de cualquier actividad deportiva, e incluso en la vida diaria, el cuerpo humano requiere realizar ejercicios de estiramiento*. Estos ejercicios, practicados en forma correcta, proporcionan la *flexibilidad* necesaria para realizar en forma óptima la actividad deportiva de nuestra preferencia. La flexibilidad proporciona al músculo la capacidad de realizar el mayor rango de estiramiento posible sin dañarse. La magnitud de estiramiento muscular proviene del rango de movimiento de los músculos que se encuentran alrededor de una articulación. Aunque la flexibilidad es natural e innata durante la infancia, es de magnitud variable en cada niño y debe ser estimulada por ejercicios de estiramiento, los cuales consisten en hacer que los músculos, tendones y cápsulas articulares se vuelvan movibles. La flexibilidad depende de la capacidad de agrandamiento del músculo y su recuperación a la posición inicial (elasticidad muscular) al igual que del grado de movimiento máximo de cada articulación (movilidad articular).

El futbolista por lo general no cuenta con niveles altos de flexibilidad, el fútbol requiere entrenamiento de la flexibilidad de tal forma que el jugador obtenga un adecuado equilibrio articular y muscular. El entrenamiento de la flexibilidad no debe estar encaminado en aumentar la movilidad de las articulaciones sino en regular el tono de los músculos a través de técnicas de estiramiento. El deportista cuenta con músculos muy activos que tienden a aumentar de tono y acortarse (llamados músculos tónicos) son los músculos protagonistas en la ejecución de la acción. Otros músculos actúan menos y bajo menor resistencia por lo cual tienen disminución del tono y se elongan (llamados músculos fásicos), estos deben ser tonificados regularmente. Debemos por lo tanto, equilibrar la actividad muscular estirando los músculos tónicos y tonificando los músculos fásicos. *La clave de la flexibilidad se encuentra en elongar los músculos acortados y fortalecer los músculos elongados.* El fútbol demanda posturas y acciones que exigen un alto grado de movilidad articular y de estiramiento de los músculos. Un futbolista que tenga amplitud restringida de la movilidad, tendrá menor rendimiento y limitaciones para realizar correctamente acciones que demanden recorridos articulares y extensibilidad muscular elevada.

Hasta los 10 años de edad nuestro nivel de flexibilidad es alto; de los 10 a los 14 años, con el desarrollo muscular y el crecimiento óseo de la infancia hacia la adolescencia, la flexibilidad disminuye y su progresión se limita. *A partir de los 20 años, si no se trabaja con ejercicios de estiramiento apropiados, la flexibilidad disminuirá en un 75%* y a partir de los 30 años, la pérdida de la flexibilidad se incrementa por factores anatómicos y fisiológicos del cuerpo humano que incluyen la deshidratación paulatina de los tejidos conjuntivos y el gradual aumento de la grasa corporal. Para desarrollar la flexibilidad existen tres condiciones básicas: 1) efectuar un programa de estiramientos ajustados a la edad y actividad deportiva; 2) definir tipo de elongación muscular (estática o dinámica) y 3) establecer tipo de fuerza para estimular la elongación (pasiva o activa). *En el niño, debido a variaciones de la estructura anatómica, fisiológica y grados de elasticidad, se deben de efectuar programas por edad y actividad deportiva a realizar.* Los tipos de estiramiento serán diferentes para practicar fútbol, béisbol, atletismo o tenis; en los niños y jóvenes que se inclinan para gimnasia, el programa de ejercicios de estiramiento será diferente y altamente especializado pues en esta disciplina se ejecutan movimientos y posturas difíciles de realizar por cualquier persona.

La flexibilidad puede ser *estática*: que consiste en estirar los músculos lentamente por unos segundos hasta su máximo posible sin experimentar dolor, *dinámica*: que consiste en efectuar ejercicios de estiramiento y acortamiento muscular en forma continua, sin pausas ni mantenimiento de una posición. La flexibilidad, de acuerdo a la fuerza que provoca la elongación muscular puede ser *pasiva:* producida por fuerzas externas (un compañero, una máquina, etc.) o *activa:* producida por la fuerza que genera el propio individuo mediante contracciones musculares voluntarias. La flexibilidad o *estiramientos estáticos* se deben de ejecutar durante la fase de calentamiento con la finalidad de alcanzar la movilidad y extensibilidad muscular que permita realizar movimientos y posturas durante el partido, así como prevenir lesiones. Los *estiramientos dinámicos* se ejecutan al final del calentamiento, cuando la musculatura alcance un alto grado de temperatura, preparando a los músculos para rendir en un trabajo de carácter explosivo.

La flexibilidad, al igual que el resto de las capacidades físicas, se encuentra influenciada por factores modificables y no modificables. Los factores modificables son: el sedentarismo, la falta de actividad, hora del día, el grado de cansancio, la temperatura ambiental, la coordinación de movimientos y la fuerza de músculos agonistas y antagonistas. La temperatura ambiental puede modificarse al realizar ejercicios de estiramiento en gimnasio o en casa bajo temperatura controlada; la hora del día puede ser modificada acorde con el grado de actividad escolar o laboral. Los factores no modificables son: herencia, edad, sexo, movilidad propia de cada articulación y elasticidad de los músculos, estas dos últimas condiciones también dependen de factores hereditarios. En cuanto al sexo, es de mencionar que las mujeres tienen mayor grado de flexibilidad que los varones. La flexibilidad desarrollada para actividades deportivas, provoca grandes beneficios, incluyendo la prevención de lesiones, mejor coordinación motora y, por consecuencia, un sobresaliente desarrollo de las cualidades físicas. La flexibilidad tiene tendencia a decrecer a partir de los 10 años y en forma significativa a partir de los 30 años; sin embargo, el resto de *las cualidades físico-atléticas aumentan su eficacia desde el nacimiento hasta la tercera o cuarta década de la vida y a partir de entonces involucionan en forma más lenta que la flexibilidad.* Esta cualidad debe estimularse y entrenarse desde la temprana infancia (figura 1).

Es recomendable iniciar con ejercicios generales de estiramiento y posteriormente con ejercicios acordes con el tipo de actividad deportiva que se vaya a practicar. Con frecuencia cuando se habla de condiciones físicas básicas, la literatura sobre este tema se refiere a la fuerza, resistencia y velocidad dejando de lado a la flexibilidad. La diferencia reside en que la flexibilidad no genera movimiento sino que lo posibilita, no mejora ninguno de los sistemas orgánicos sino que tiene un efecto directo para el adecuado funcionamiento del resto de las capacidades físicas incluyendo la fuerza, resistencia y velocidad. Por lo anterior, la flexibilidad ha ido adquiriendo gran importancia. Su entrenamiento facilita la correcta realización de movimientos, mejora la eficiencia muscular y evita lesiones. Es necesario trabajarla para lograr el pleno desarrollo del potencial y rendimiento físico.

Las preguntas que gran número de personas me han realizado en la consulta diaria o durante la práctica deportiva son las siguientes: 1) ¿Quién debe realizar ejercicios de flexibilidad o estiramientos? *todo individuo puede aprender a estirar los músculos y debe realizar ejercicios de estiramiento, no importa la edad o grado de flexibilidad.* No se necesita tener una gran condición física para realizarlos ni cualidades atléticas determinadas; 2) ¿Cuándo realizar ejercicios de estiramiento? se deben realizar diariamente, en cualquier momento del día, por la mañana antes de empezar actividades, en el trabajo para relajarse, después de una larga jornada en posición sentado, cuando sienta tenso el cuerpo, al ver televisión, leer, escuchar música, al esperar el camión, al estar bajo un árbol, etc. 3) ¿Qué beneficios produce realizar estiramientos? reduce la tensión muscular, mejora la circulación, facilita el movimiento, aumenta la movilidad, previene lesiones (tirones, desgarros musculares o rupturas fibrilares), facilita la práctica de actividades intensas, ayuda a mantener el grado de flexibilidad, desarrolla la conciencia de nuestro cuerpo, permite conocer mejor las condiciones físico-anatómicas del cuerpo, evita el control de la mente sobre el cuerpo y produce bienestar;

4) ¿Cómo practicar los estiramientos? realizarlos en forma relajada y con la atención centrada en los músculos que se están estirando, realizarlos con regularidad iniciando con un estiramiento fácil sin forzar el músculo, manteniéndolo por 10-15 segundos, luego se continúa lentamente hacia un estiramiento progresivo; a partir de la posición de estiramiento leve, se incrementa aproximadamente un centímetro más hasta sentir de nuevo una tensión moderada manteniendo esta posición 10-15 segundos. Este tipo de estiramiento tonifica músculos y aumenta flexibilidad. La respiración debe mantenerse rítmica y controlada al flexionar el cuerpo hacia adelante al efectuar el estiramiento, después se debe expulsar lentamente el aire. No se debe contener la respiración durante el ejercicio. Se debe contar en silencio mientras se realiza cada ejercicio de estiramiento. Existe un mecanismo protector de los músculos llamado *reflejo de estiramiento*: cuando las fibras musculares se estiran demasiado, por movimientos bruscos, al efectuar saltos o estirar en exceso, se produce una respuesta que envía el sistema nervioso a los músculos para que se contraigan, este mecanismo evita que los músculos se dañen. Por lo anterior, estirar demasiado un músculo, provoca lo contrario, contrae los músculos que se desean estirar. Una expresión que se utiliza en entrenamientos previos a una competencia, mencionada por entrenadores de origen anglosajón y extendida en nuestro fútbol es la que menciona "No Pain, No Gain" (si no hay dolor, no hay victoria), algunos entrenadores enseñan que "cuanto más duela más se avanza" asociando el dolor con la mejoría física. Esta expresión es imprudente ya que el estiramiento practicado en forma correcta, nunca es doloroso y su progresivo desarrollo llevará a realizar actividades deportivas de alto rendimiento en forma efectiva y eficaz. Hay que aprender a prestar atención al cuerpo, el dolor es una indicación de que algo va mal o algo no está bien. (figuras 2-5).

A)

B) **C)**

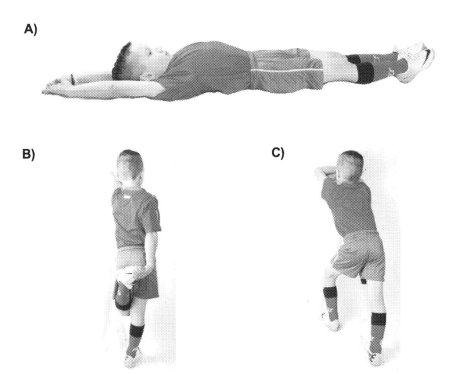

Figura 1. Estiramientos para niños. A) Estiramiento corporal total. Niños de 6 a 8 años: 1 serie de 5 segundos. Niños de 8 a 10 años: 2 series de 5 segundos. Niños mayores de 10 años: 3 series de 5 segundos. B) Estiramiento flexión y C) Estiramiento en extensión. Niños de 6-8 años: 2 series de 5 segundos para cada pierna. Niños de 8 a 10 años: 2 series de 10 segundos por cada pierna. Niños mayores de 10 años: 3 series de 10 segundos por cada pierna.

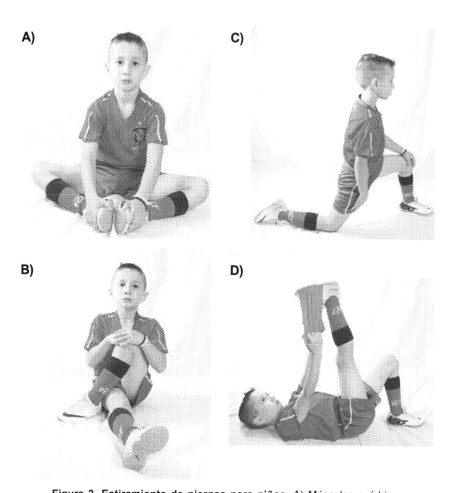

Figura 2. Estiramiento de piernas para niños. A) Músculos cuádriceps y posteriores del muslo contralateral. Niños de 6 a 8 años: una serie de 10 segundos, 8 a 10 años: 2 series de 10 segundos. Niños mayores de 10 años: 3 series de 10 segundos por cada pierna. B) Estiramiento de aductores: una serie de 5, 10 y 15 segundos por cada grupo de edad. C) Músculos laterales de muslos y glúteos, D) Músculos gemelos, soleos y del empeine. Niños de 6 a 8 años: una serie de 10 segundos, 8 a 10 años: 2 series de 10 segundos. Niños mayores de 10 años: 3 series de 10 segundos por cada pierna.

A)

B)

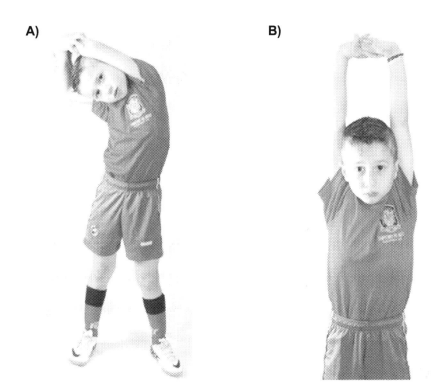

Figura 3. Estiramientos de brazos y tronco. A) Extensión de brazos, cuello y músculos de pared lateral de tórax y abdomen. B) Extensión de cuello, hombros y brazos. Niños de 6 a 8 años: una serie de 10 segundos. Niños de 8 a 10 años: 2 series de 10 segundos. Niños mayores de 10 años: 3 series de 10 segundos. El ejercicio de la izquierda debe efectuarse en cada lado.

A)

B)

C)

D)

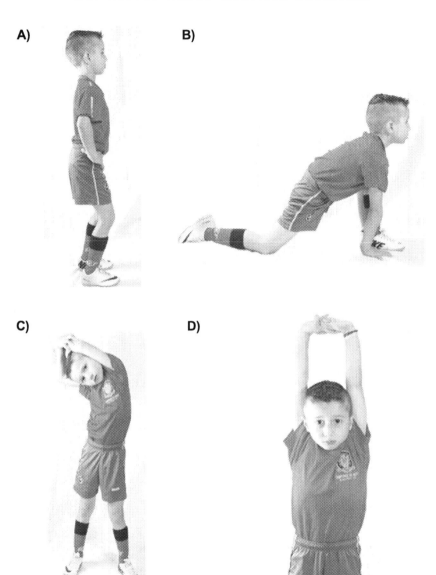

E)

F)

G)

H)

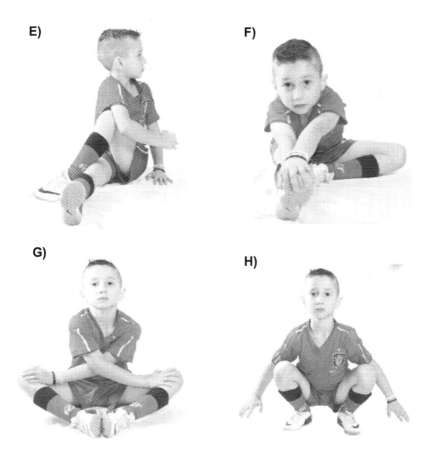

Figura 4. Estiramientos antes de un partido de fútbol. A) Flexión leve de rodillas y glúteos hacia abajo (izquierda). En niños de 6-8 años una serie de 5 segundos. Menores de 10 años una serie de 10 segundos y mayores de 10 años dos series de 10 segundos. B) Ejercicio de la misma frecuencia por edad para cada una de las piernas. C) Extensión de brazos, cuello y músculos de pared lateral de tórax y abdomen efectuarlo por cada lado. D) Extensión de cuello, hombros y brazos. Niños de 6 a 8 años: una serie de 10 segundos. Niños de 8 a 10 años: 2 series de 10 segundos. Niños mayores de 10 años: 3 series de 10 segundos. E) Extensión de músculos cara posterior-lateral de muslo, glúteos y extensión de músculos de hombro, brazo, laterales de tórax y abdomen contralaterales realizarlos con pierna izquierda y luego con pierna derecha. F) Extensión de músculos de tórax, brazos, y pierna. Niños de 6 a 8 años: una serie de 10 segundos. Niños de 8 a 10 años: 2 series de 10 segundos, Niños mayores de 10 años: 3 series de 10 segundos. G) Extensión de aductores. H) Estiramiento de músculos de piernas, glúteos dorsales y lumbares. Niños de 6 a 8 años: una serie de 10 segundos. Niños de 8 a 10 años: 2 series de 10 segundos, Niños mayores de 10 años: 3 series de 10 segundos.

A)

B)

C)

D)

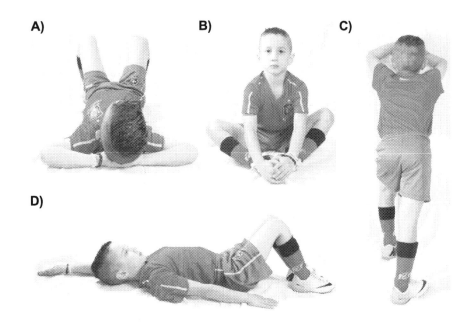

E)

F)

G)

H)

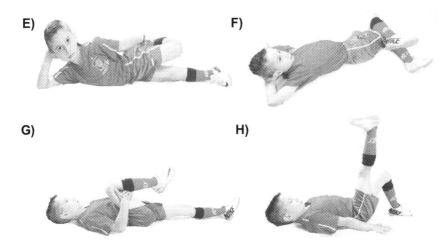

Figura 5. Estiramientos después del partido de fútbol. Niños de 6 a 8 años efectuar una serie de 5 segundos por cada pierna o por cada brazo. Niños de 8 a 10 años: 1 serie de 10 segundos por cada brazo o por cada pierna. Niños mayores de 10 años: dos series de 15 segundos cada una por cada brazo o pierna. Los ejercicios A) Acostado y B) Sentado solo se efectúa en una serie de duración acorde a la edad del niño. C) Estiramiento de músculos flexores y extensores de piernas. D) Flexión de piernas y extensión contralateral de brazos. E) Extensión de músculos del costado derecho y flexión-extensión de músculos de pierna contralateral. F) Extensión de músculos posteriores y flexión de músculos anteriores de muslos. G) Flexión de músculos de pierna izquierda, extensión de músculos aductores de pierna derecha con extensión de músculos laterales de abdomen. H) Extensión de músculos posteriores de miembros inferiores: glúteo, muslo y pierna con flexión de músculos del dorso del pie, flexión de pierna a través de la rodilla de pierna contralateral.

Capítulo Octavo

Velocidad, Fuerza, Potencia, Resistencia Muscular

Los elementos indispensables de la capacidad físico-atlética del niño y el joven para ejecutar actividades deportivas o fútbol hacia el alto rendimiento incluyen: a) la velocidad; b) fuerza muscular; 3) potencia muscular y 4) resistencia muscular aeróbica. Estos elementos del estado físico tienen grandes afinidades e interrelaciones por lo cual se describen en forma conjunta en este capítulo. Estos componentes básicos de la capacidad físico-atlética y sus complementos (potencia explosiva y resistencia anaeróbica) requieren administrar la fuerza muscular e incluyen entrenar la contracción de músculos o conjuntos de músculos específicos en forma coordinada. Son elementos que pueden ser sujetos a medición para comprobar el estado físico de cualquier sujeto: niño, joven, adulto, con vida sedentaria o deportista de mediano o alto rendimiento. Existen programas de entrenamiento para mejorar cada uno de estos elementos del estado físico, los cuales deben ser orientados (al igual que la flexibilidad) al tipo de deporte a realizar. En la actualidad varias ciudades de nuestro país cuentan con gimnasios con alto nivel de equipamiento para desarrollar cada uno de los elementos que componen el estado físico de un atleta, además de sistemas de preparación por profesores altamente especializados, sin embargo, en este capítulo se describen entrenamientos que requiere un niño de 6 a 12 años de edad para desarrollar en forma precisa, científica y rigurosa, cada una de las capacidades necesarias para la práctica del fútbol. Estos ejercicios se realizan en el campo de entrenamiento, sin material especial ni aparatos sofisticados. Se describe lo que en realidad requiere un niño en este grupo de edad.

En el año de 1992 efectué la evaluación antropométrica y espiro ergonométrica del primer equipo de fútbol infantil que dirigí (Club de Fútbol

Regios, A.C. 11-12 años) después de la evaluación inicial se programaron entrenamientos científicamente supervisados y evaluados periódicamente en un grupo de niños (hijos de amigos e hijos de ex futbolistas amateurs y de algunos ex profesionales de mi época); este grupo fue creciendo paulatinamente hacia el alto rendimiento. Los resultados de este proceso se observaron después de un año de preparación. El C.F. Regios en la categoría de 12 años, consiguió el subcampeonato del torneo internacional infantil y juvenil llamado Copa Monterrey. Nuestro equipo, perdió la final en serie de penaltis contra el equipo infantil Voluntas de Italia, campeón de Europa en su categoría. Un año después en la categoría de menores de 14 años el equipo C.F. Regios llegó a disputar la final de la Copa Dallas (Dallas Texas, USA) anotando 30 goles y recibiendo solo un gol en contra, desafortunadamente el gol en contra ocurrió en la final, perdiendo 1:0. Con estas experiencias, comprobé que para el desarrollo de niños hacia el alto rendimiento, ese era el camino.

Velocidad

La velocidad es una de las capacidades físicas más importantes para realizar prácticamente cualquier actividad física-deportiva de alto rendimiento. La rapidez de movimientos para ejecutar una destreza motora en funciones deportivas es primordial. *La velocidad se define como "capacidad física que nos permite llevar a cabo acciones motrices en el menor tiempo posible".* La velocidad aumenta en función de la fuerza, llegando esta capacidad física al máximo de amplificación, casi al 100% de la cúspide de su desarrollo, alrededor de los 20 años de edad. La velocidad se desarrolla principalmente en la infancia, pero al igual que la flexibilidad, involuciona tempranamente, incluso a menor edad que en ésta. Se va perdiendo a partir de los 25 años. En mi caso, con el entrenamiento que recibí en la infancia, adquirí velocidad que fue incrementándose en la adolescencia y alcanzando su máxima expresión a los 18 años de edad. En esa edad obtuve, junto con mis compañeros de la Selección Estatal, el Campeonato Nacional de Fútbol Juvenil representando al estado de Nuevo León. El incremento de mi velocidad para jugar fútbol de extremo derecho o izquierdo se extendió hasta los 23 años, a partir de entonces los entrenamientos encaminados al alto rendimiento se suspendieron para proseguir la carrera de medicina. Cuando me reincorporé al fútbol amateur en categoría de edad libre, a la edad de 35 años aproximadamente, comprobé dos cosas: 1) que *la memoria motora en mi cerebro se encontraba presente y prácticamente intacta,* ya que después de algunas semanas de entrenamiento físico y con balón, pude efectuar las destrezas motoras que realizaba 15 años antes y 2) que a esta edad mi velocidad era bastante buena comparada con jugadores de fútbol de mi edad, pero batallaba en superar en velocidad a jóvenes que rondaban los 20 años; no obstante, a muchos jugadores de esa edad los superaba en el arranque (lo que es la potencia explosiva). *En experiencia personal confirmaba realmente que la velocidad empieza a declinar a partir de los 25 años.* Esto es evidente en jugadores de primera división profesional que son contratados por su gran velocidad para correr por las bandas. Un ejemplo de los múltiples que se han visto en la historia reciente de nuestro fútbol lo es Joffre Guerron que a los 30 años de edad (con Tigres) no logró demostrar la velocidad observada con el equipo LDU de Quito, Ecuador, donde a los 23 años fue artífice para que lograran la Copa Libertadores y, por consecuencia, fuese contratado por el Getafe de España en más de 4 millones de dólares. A partir de los 25 años de edad, por un decepcionante paso por el fútbol español, fue cedido al equipo brasileño Cruzeiro en calidad de préstamo, de ahí al equipo Tigres y finalmente, con 31 años, al Cruz Azul. *Existe un buen número de ejemplos que comprueban el declive de la velocidad a partir de los 25 años* (ej. Joffre Guerron, Miguel Layun, Avilés Hurtado, etc.). Considero que el factor edad-velocidad deberán tomarlo en cuenta los directivos de los equipos profesionales para la contratación de futbolistas basada primordialmente en la velocidad del jugador.

La velocidad de un individuo depende de factores genéticos, musculares y del sistema nervioso. Para realizarla en un momento determinado, participan factores ambientales entre los que se incluye a las condiciones climatológicas tales como la temperatura del medio ambiente. La velocidad es una capacidad compleja e inherente al sistema neuromuscular del ser humano, depende de la velocidad de contracción de los músculos implicados en el movimiento y la velocidad con que viaja el impulso nervioso del sistema muscular hacia el sistema nervioso (cerebro-médula espinal) y de éste a través de los nervios periféricos a los músculos. Cuando se describe que *influyen factores musculares y genéticos, estos incluyen a la estatura, que condiciona la amplitud de la zancada, además de la herencia, que proviene de los genes que los padres transfieren al hijo.* Hasta la actualidad, las neurociencias o la genética no han encontrado los genes encargados de determinar el número de fibras rápidas para los músculos que permitan una mayor velocidad en el desplazamiento motor. Los factores genéticos y musculares son *poco modificables* mediante el entrenamiento. No obstante, la velocidad se puede mejorar dentro de ciertos márgenes, mejorando otros componentes de la capacidad físico-atlética importantes y necesarios en el deporte de alto rendimiento tales como: 1) *la velocidad de reacción ante un estímulo,* 2) *la velocidad de mímica,* es la rapidez al realizar un gesto, esto en el fútbol es la rapidez con que se realiza "un amague" o finta, o movimiento para generar la conducción, recepción, o un pase de balón y 3*) velocidad de desplazamiento* que es la distancia recorrida en determinado periodo de tiempo, es decir, si no se cuenta con gran velocidad para el arranque (potencia explosiva) y recorrer distancias cortas, entonces se puede mejorar la velocidad para recorrer distancias mayores, en el fútbol sería mejorar la velocidad de desplazamiento para recorrer 40-60 metros (figuras 1 y 2). Un ejemplo de estos tipos de velocidad se puede ejemplificar en Carlos "el Pibe" Valderrama, exfutbolista colombiano de gran melena rubia con cabello rizado, de 1.75 metros de estatura, estrella del fútbol mundial, considerado el mejor futbolista de América en 1987 y 1993. Él inició como delantero bajo la supervisión de su padre, quien posteriormente se convirtió en el creador y organizador del juego de su equipo. No contaba con la gran velocidad de los jugadores de talla mundial incluyendo a los colombianos de su selección, sin embargo, contaba con una velocidad de reacción y una velocidad gestual que hasta la actualidad se ha visto muy poco. Cuando recibía el balón ya contaba con varias opciones a quien enviarlo prácticamente sin voltear a ver el balón ni al contrario que se acercaba (velocidad de reacción), con gran rapidez efectuaba amagues para enviar el pase a un compañero (velocidad de mímica) y cuando había campo abierto iba aumentando paulatinamente la velocidad conduciendo el balón (velocidad de desplazamiento). Quienes vimos jugar al "Pibe Valderrama" quedamos maravillados comprobando que en el fútbol es importante la velocidad y la potencia explosiva, sin embargo, desarrollar los otros tipos de velocidad es fundamental para el alto rendimiento.

Músculo esquelético. Los músculos en general tienen gran plasticidad, es decir, se adaptan a una gran variedad de estímulos externos. La plasticidad muscular es común en todos los organismos vertebrados, sin embargo, la magnitud de adaptabilidad es variable entre las especies e incluso entre los seres humanos. Esta variabilidad explica las diferencias en el desarrollo físico, la resistencia y la fuerza entre los individuos así como en la relación y composición del tipo de fibras en el músculo esquelético. La velocidad depende de factores fisiológicos *poco modificables* mediante el entrenamiento, incluyendo la longitud de la fibra muscular y la viscosidad del músculo. Los músculos tienen dos tipo de fibras: tipo I (rojas) son lentas, capaces de mantenerse activas durante largos periodos y tipo II (blancas) son rápidas, soportan esfuerzos por un corto periodo de tiempo. La mayor cantidad de las fibras musculares tipo II caracterizan a los sujetos veloces. En el ser humano las fibras rápidas se subdividen, de acuerdo a propiedades metabólicas y contráctiles, en *fibras IIa* que son anaeróbicas alactacidas y *fibras IIb* que son anaeróbicas lactacidas (glucolíticas) (Tabla 1). La obtención de la energía es mediante la utilización del ATP (adenosin trifosfato) y de CP (creatinfosfato) sin la utilización de oxigeno. En condiciones anaeróbicas la energía se produce a través de la vía de la glucólisis (utilización de la glucosa o azúcar en ausencia de oxígeno), que resulta en acumulación del ácido láctico limitando el ejercicio anaeróbico. Un individuo debido a la carga genética tiene 55% de fibras lentas y de las fibras rápidas tendrá mayor proporción de fibras IIa que las IIb. Los atletas de resistencia tienen relativamente más fibras lentas que rápidas, en contraste con los velocistas que tienen predominantemente fibras rápidas. Si bien se ha demostrado que el tipo de fibras se relaciona con las propiedades contráctiles y metabólicas, existen otros factores fisiológicos (fijación de oxígeno, gasto cardiaco, umbral de lactato) que son más probables que determinen los límites y capacidad de resistencia. La mayoría de los seres humanos contamos con fibras rápidas y fibras lentas en nuestros músculos en una proporción cercana al 50% de cada una de ellas, el hombre más rápido del mundo (ej. Usain Bolt) tiene 80% de su musculatura compuesta de fibras rápidas. Bolt es una excepción que confirma la regla ya que su estatura es de 1.97 metros y pesa 94 KG., al ganar la medalla de oro en Río de Janeiro estaba a 7 días de cumplir 30 años de edad. Con historia médica de escoliosis (desviación de la columna vertebral) y pierna derecha más corta, antes de los 20 años de edad despreció becas de instituciones colegiales de los Estados Unidos para atletas de alto rendimiento y decidió continuar sus entrenamientos en su natal Jamaica.

El tono y la elongación del músculo no dependen de la herencia, por lo cual son susceptibles de mejorar a través del entrenamiento, donde deberán de participar en forma significativa los ejercicios de estiramiento muscular. Para que se realice la contracción del músculo se requiere que contribuya el sistema nervioso; el impulso viaja desde el músculo al cerebro y de éste a las fibras musculares. La transmisión del impulso en el tejido muscular no es rápida y se determina por la velocidad de respuesta de las neuronas motoras. Los *factores físicos que condicionan la velocidad incluyen: 1) Amplitud de la zancada* la cual influye en la velocidad de desplazamiento, que igualmente depende del poder del impulso; 2) *Estatura del individuo.* Se ha observado a través del tiempo que los velocistas de 100 y 200 metros planos miden entre 1.65 a 1.90 metros, los individuos más altos tienen limitación en desarrollar máxima velocidad, principalmente por el retardo en desarrollar la velocidad explosiva (la excepción es Usain Bolt con 1.97 de estatura); 3) *Peso corporal*: Un exceso de peso es negativo para lograr la máxima velocidad (no obstante la mayoría quienes corren 100 y 200 metros planos en carreras de velocidad tienen un peso entre los 80 y 100 Kg; 4) *Nutrición*: personas que realizan esfuerzos explosivos tienen mayores dificultades para eliminar grasas ya que por las características de su actividad no queman estas reservas, el principal gasto energético es a partir de los carbohidratos, estas personas trabajan especialmente el aspecto anaeróbico; 5) *Edad*: la velocidad evoluciona con la edad: de 8 a 12 años mejora paulatinamente la velocidad de reacción, velocidad de desplazamiento y la velocidad de mímica (gestual); de 13 a 19 años aumenta velocidad de desplazamiento y se mantiene la velocidad de reacción. A partir de los 20 años, la velocidad de reacción disminuye en forma paulatina. De 20 a 34 años, la velocidad de desplazamiento se mantiene estable. A partir de los 24 años, se produce el descenso continuo de la velocidad en sujetos no entrenados. Hacia los 50 años la pérdida de velocidad afecta a todas las personas y es progresiva. Actualmente, al jugar partidos de fútbol con sujetos mayores de 50 años, he observado que la velocidad ha disminuido en todos los participantes. Sin embargo, quienes han sido veloces en la adolescencia y como adulto joven, seguirán mostrando mayor velocidad que el resto, la velocidad involuciona en todo ser humano, manteniendo con la edad, las diferencias alcanzadas por los entrenamientos realizados en la juventud.

Tipos de Velocidad. El ser humano cuenta con la velocidad pura y la velocidad compleja. *Subtipos de velocidad pura: velocidad de reacción, de desplazamiento y la mímica o gestual. Subtipos de velocidad compleja: velocidad-fuerza (o fuerza explosiva) y velocidad-resistencia*. Para entender la interrelación de las distintas formas de la velocidad, analicemos las fases de una carrera de 100 metros: a) Salida: al comienzo la persona utiliza la velocidad de reacción para responder al disparo; b) Aceleración: es la segunda etapa, efectuando contracciones muy potentes de los músculos cuádriceps para acelerar el cuerpo en forma rápida; c) A continuación tienen que empezar a manifestarse la velocidad-fuerza aumentando la velocidad, en esta etapa los corredores aún presentan una posición no vertical (siguen corriendo agachados), buscando fuerza horizontal para empujar el cuerpo hacia delante y tratar de vencer la resistencia aérea; d) La velocidad máxima (desplazamiento) se manifiesta a partir de los 30 metros y un máximo entre los 60-80 metros donde el corredor puede lograr alcanzar unos 45 kilómetros por hora, lo máximo que puede alcanzar un ser humano; e) Etapa de velocidad-resistencia se manifiesta en los últimos metros, donde ya no es posible mantener la velocidad máxima y se explota la velocidad-resistencia para continuar a la velocidad más alta posible, donde inclusive muchos corredores ni siquiera respiran para no lentificarse, por lo cual adicionalmente se incrementa el ácido láctico el cual al pasar a la sangre provoca mareo y náuseas al término de la carrera. La velocidad mímica o gestual no se manifiesta en carreras de velocidad (100-200 metros planos) pero es bastante utilizada en el fútbol de mediano y alto rendimiento, por lo cual es necesario impulsarla en la infancia.

La velocidad de reacción: es la capacidad de responder a un estímulo en el menor tiempo posible (ej. la atajada del portero, la reacción ante un tiro libre o en los penaltis o en el disparo que indica la salida en una carrera de100 metros planos). Este tipo de velocidad se considera que es de carácter hereditario y poco modificable por el entrenamiento, sin embargo, si al niño e incluso al adolescente se le proporcionan ejercicios de entrenamiento mediante estímulos visuales, auditivos, táctiles, capacidad de atención, concentración, coordinación visomotora y visoespacial, es posible mejorar la velocidad de transmisión del impulso nervioso y, por lo tanto, mejorar la velocidad de reacción (figura 1, 2, 3).

Entrenamiento de la velocidad. Se basa en principios generales que deben incluir: 1) Un periodo de calentamiento que incluya un trote ligero durante 5 minutos, seguido de estiramientos que logren preparar al sector neuromuscular y cardiorrespiratorio para realizar un esfuerzo máximo y evitar lesiones; 2) Trabajar velocidad con intensidades máximas; 3) Recorrer distancias cortas de segundos de duración; 4) Trabajar repeticiones importantes para el cerebro; 5) Periodos de recuperación para regenerar las fuentes de energía y 6) Concentración absoluta en las repeticiones.

La velocidad de reacción se entrena ejecutando un movimiento en forma repetitiva en el menor tiempo posible, "el cerebro aprende a través de la repetición". Automatizar un movimiento, amague, finta o gesto técnico a través de la repetición en posiciones variadas, utilizando diferentes estímulos (visuales, auditivos, táctiles), incrementará la velocidad de reacción. Responder posteriormente ante un estímulo condiciona una reacción simple. Si es necesario que el niño o adolescente requiera aprender un movimiento más complejo, este movimiento, amague o finta, se desmenuzará en partes y se practica cada una de estas partes por separado. Se tiene que repetir el estímulo complejo realizándolo cada vez en menor tiempo. Algunos ejercicios especialmente para niños incluyen: a) salida rápida corriendo 5 a 10 metros, repetición en varias posiciones: estando de pie, posición sentado de frente al profesor, sentado de espalda al profesor, acostado boca arriba, acostado boca abajo, con dos apoyos (ambas manos), con tres apoyos (manos y un pie), con cuatro apoyos con recuperación total. Evitar detenerse bruscamente. Realizar juegos de reacción y persecución además de juegos con o sin balón en espacios reducidos y carreras de relevos de 20 metros (figura 1).

Para desarrollar la velocidad de desplazamiento se deben realizar ejercicios que aumenten la frecuencia de la zancada, por ejemplo: correr cuesta abajo, hacer una carrera a velocidad contra la resistencia de una banda colocada a la altura de la cintura, este ejercicio mejora adicionalmente la velocidad de reacción, la potencia explosiva y la fuerza muscular, condiciones importantes para un delantero, sin embargo, cualquier posición en el fútbol requiere estas características (figuras 4 a 8). Otros ejercicios que se logran en escenarios diferentes a un campo de entrenamiento del fútbol son: correr sujetado de una bicicleta con velocidad controlada, correr cuesta arriba, correr con la oposición de un compañero. Efectuar series cortas las cuales consisten en correr a la máxima velocidad entre 10 y 50 metros realizando entre 3 y 5 repeticiones, la cantidad de metros y el número de repeticiones varían de acuerdo a la edad. En ocasiones se tiene que efectuar fraccionamiento de los factores, es decir, trabajar en forma separada la frecuencia de la zancada y la amplitud de zancada. Se deben realizar además series cortas (15 metros) corriendo elevando las rodillas y, al efectuar otras series, elevando los talones hacia los glúteos aumentando en forma progresiva la velocidad de estas series. En los niños de 6 a 12 años considero que los ejercicios arriba descritos deben alternarse con los ejercicios de velocidad de reacción, resistencia muscular, fuerza y la potencia explosiva (figuras 1 a 8). El realizar ejercicios de multisaltos mejorará la capacidad de impulso para iniciar una carrera o una escapada dentro del campo de fútbol.

El entrenamiento de la velocidad de desplazamiento se basa en repetición de series con recuperación total entre cada una de éstas, no obstante las pausas deben ser activas para mantener el tono muscular. La velocidad mímica o gestual lleva asociado el gesto técnico a desarrollar, se trabaja el gesto técnico de forma repetida dentro del entrenamiento habitual del deporte individual o colectivo que se practique (figuras 1 a 4).

Características de la Velocidad. De acuerdo con *Agustín Lleida, preparador* físico del Club de Fútbol Pachuca de la primera división profesional de nuestro país, la velocidad del futbolista es una capacidad motora compleja que abarca: 1) Velocidad de reacción; 2) Capacidad de aceleración; 3) Capacidad de desplazarse en tramos de hasta 30 a 40 metros a velocidad máxima; 4) Capacidad de arrancar, frenar y arrancar nuevamente cambiando de dirección; 5) Conducción del balón a velocidad; 6) Realización de acciones únicas muy rápidas y 7) Reconocimiento de situaciones simples y complejas donde se mueven el balón y los jugadores. Describe además que existen capacidades parciales de la velocidad en las que se incluyen: a) Velocidad de percepción (captar rápido una acción de juego), b) Velocidad de anticipación (capacidad de anticiparse en situaciones de juego a una conducta del adversario), c) Velocidad de decisión (movilización rápida para realizar una acción), d) Velocidad de reacción (a un estímulo en un tiempo muy breve), e) Velocidad de movimiento (realización rápida de movimientos cíclicos y acíclicos), f)

Velocidad de acción (forma más compleja de velocidad ya que depende de aspectos técnicos, tácticos y físicos sintetizados en un gesto. Es de carácter acíclico, se observa en la recepción de un balón, en el golpeo a la portería, o en el desvío de un balón por el portero), g) Velocidad de frecuencia (capacidad de realizar movimientos cíclicos con alta velocidad de ejecución).

Conceptos Adicionales. *La velocidad de reacción*: tiene valor límite 1/10 de segundo, es impulsada por el sistema nervioso (central y periférico). *La velocidad de aceleración*: la mayor velocidad se alcanza entre los 4 a 6 segundos de iniciar la carrera (depende de la zancada). La *velocidad de acción*: capacidad de mantener la máxima velocidad. *La velocidad de resistencia*: es la capacidad de repetir la máxima velocidad en distancias cortas. La *velocidad mímica (gestual)*: es la capacidad de respuesta en menor tiempo posible a un gesto o acción. La *velocidad de desplazamiento*: es la realización de un determinado recorrido en el menor tiempo posible (influyen factores fisiológicos, físicos y mecánicos). La *velocidad mental*: rapidez con la que se responde a una propuesta motora o verbal. Fue previamente descrito que la velocidad evoluciona con la edad, sin embargo, debo exponer mi propia experiencia acerca de la involución que sufre esta capacidad con el curso de la edad. En mi juventud (13 a 19 años) mantuve una gran velocidad de desplazamiento jugando de extremo derecho o izquierdo llegando a nivel profesional. De 20 a 32 años los dediqué a mi preparación profesional en neurociencias, regresando al fútbol y participando en carreras de 5 Km y 10 Km. A los 35 años de edad podía correr una distancia de 5 kilómetros en 19 minutos y una carrera de 10 kilómetros en 40 minutos. A los 45 años la velocidad de desplazamiento se lentificó incrementando el tiempo a 24 minutos en 5 Km y a 47 minutos para los 10Km. Está descrito científicamente que hacia los 50 años de edad existe una pérdida de velocidad que aflige a todo ser humano y es progresiva. A los 55 años de edad empecé a notar mayor lentitud en carreras realizando en 27 minutos los 5Km y en 56 minutos la carrera de 10 Km.

Fuerza

La fuerza muscular es la capacidad del conjunto de músculos de los miembros superiores e inferiores de ejercer un impulso para lograr mayor resistencia, mayor velocidad y potencia. La fuerza de la parte superior e inferior del cuerpo se mide, se entrena y se incrementa por separado. Para la parte superior que incluye el tronco y los miembros superiores se realizan entre otros ejercicios, el levantamiento de pesas, flexiones anteriores y posteriores del abdomen a través de la cintura con o sin peso sobre el dorso, abdominales, levantando peso en cada miembro superior en forma progresiva y supervisada. Para la parte inferior del cuerpo incluyendo piernas y cadera se estimula la fuerza en estos territorios anatómicos mediante las flexiones y extensiones de piernas contra resistencia y contra diferentes intensidades de peso y resistencia además de levantamiento de peso muerto. La fuerza muscular es fundamental en la realización de todas las actividades deportivas de alto rendimiento sin embargo para cada disciplina se requieren ejercicios específicos que mejoren esta función sin entorpecer otras funciones como la elasticidad y la velocidad por el incremento desproporcionado de la fuerza muscular (figuras 3 a 8). *La fuerza relativa describe la relación entre el peso que se puede levantar con los miembros superiores o la resistencia que pueden vencer los miembros inferiores y el peso corporal del individuo,* si dos personas levantan el mismo peso o vencen la misma resistencia, la persona que pesa menos tiene, por consecuencia, una mayor fuerza relativa.

Potencia

La potencia muscular se refiere a la fuerza que puede aplicar un individuo al realizar una actividad física, deportiva o un movimiento y la velocidad con que la efectúa. *La potencia muscular define a la capacidad de un sujeto de desarrollar una gran aceleración y velocidad superando una cierta resistencia* (figura 4 a 6). Cuanto más grande sea la resistencia a vencer, mayor será la potencia muscular que se requiera. Existen ejemplos de futbolistas que han demostrado gran potencia explosiva en sus miembros inferiores. Es decir, alcanzan gran velocidad en un corto trayecto. Diego Maradona, Edson Arantes do Nascimento "Pelé", Lionel Messi, entre otros, han basado su extraordinario éxito futbolístico en la potencia explosiva de los músculos de sus piernas. Ellos logran velocidad máxima a los pocos metros de haber arrancado con el balón en los pies. La potencia explosiva, aunada a una gran elasticidad y técnica, les ha permitido realizar amagues, regates y disparos corriendo a gran velocidad. Por otro lado, Usain Bolt tiene extraordinaria velocidad pero no tendría potencia explosiva para desarrollar máxima velocidad en un corto trayecto. Lo hemos visto en la olimpiada de Río de Janeiro 2016 donde en los primeros 50 metros de la carrera de 100 metros planos se encontraba prácticamente en el tercer lugar, pero en la segunda mitad de la carrera adquiría la velocidad máxima para superar a su próximo seguidor por más de tres metros, tanto en esta carrera como en la de 200 metros planos.

En ciertos deportes la potencia muscular puede medirse a través de una distancia recorrida. La potencia forma parte del estado físico que se relaciona con las habilidades necesarias para sobresalir en el rendimiento atlético. Las necesidades de una adecuada potencia muscular no son las mismas para todo deportista. Un futbolista requiere una clase de potencia muscular diferente a la que debe tener un levantador de pesas. Mientras que en algunos deportes se busca maximizar la fuerza del atleta, en otros se opta por incrementar su velocidad. Por otra parte, la potencia muscular puede ejercitarse de distintas maneras. Los ejercicios físicos a realizar para mejorar o desarrollar la potencia muscular, dependen de los intereses del deportista y de las cualidades que pretenda perfeccionar en su rendimiento, lo más importante es buscar los ejercicios que exijan ejecución explosiva (figura 5 a 7).

En general, entrenar y mejorar la potencia muscular marca una diferencia favorable en la práctica del deporte. *Los ejercicios ideales para aumentar la potencia muscular deben programarse al inicio de cada sesión de entrenamiento,* entre más distendidos y descansados estemos, más podremos aprovecharlos. Existen dos grupos de *ejercicios para desarrollar la potencia muscular: ejercicios de pliometría y ejercicios isocinéticos.* Con los ejercicios de *pliometría* se incrementa la potencia debido al aumento de fuerza elástica que se obtiene con acciones cortas y rápidas. El ejercicio más utilizado de esta categoría se denomina multisaltos que puede ser salto de obstáculos, saltos desde diferentes alturas que se siguen de un segundo salto luego de una caída. Los ejercicios *isocinéticos,* destinados a mejorar la potencia muscular, se basan en ejecutar un movimiento determinado a velocidad constante. El disminuir la carga progresivamente sin alterar la velocidad de un ejercicio, ayuda a mejorar la coordinación de las fibras musculares con el sistema nervioso. La potencia aeróbica es la capacidad de desarrollar actividades físicas sostenidas en el tiempo con fatiga reducida y rápida recuperación. Aeróbico significa que la energía para desarrollar esta función depende del uso del oxígeno, por lo tanto, debemos diferenciar los ejercicios aeróbicos (de larga duración y poca intensidad) de los anaeróbicos (de poca duración y mucha intensidad). La potencia aeróbica está en relación con la capacidad del individuo para realizar ejercicios aeróbicos (ej. trotar), la potencia anaeróbica tiene que ver con la capacidad de completar ejercicios anaeróbicos (ej. hacer abdominales). A mayor potencia aeróbica mayor capacidad de realizar actividad física de poca o mediana intensidad durante varias horas (ej. correr un maratón).

Resistencia muscular

La resistencia muscular es la capacidad de grupos musculares de ejercer fuerza para superar un obstáculo por un periodo prolongado de tiempo. Se considera también que es la capacidad que tiene un músculo de contraerse por largo tiempo. La medida de la resistencia muscular se basa en el número de repeticiones que se llevan a cabo. La capacidad de llevar a cabo ejercicios para la parte superior del cuerpo repetidas veces es independiente de la capacidad de realizar ejercicios para la parte inferior del cuerpo o ejercicios en músculos abdominales reiteradas veces. La resistencia muscular y la fuerza muscular se confunden a menudo. La *fuerza muscular* es la capacidad que tienen los músculos de nuestro cuerpo para levantar, empujar o tirar de un peso determinado (figuras 4 a 7). La *resistencia muscular* es la capacidad de la musculatura para levantar, empujar o tirar de un peso establecido por un periodo de tiempo prolongado (figuras 6 y 7). *Los ejercicios de resistencia utilizan fibras musculares de contracción lenta que tienen alta resistencia a la fatiga. Los ejercicios de fuerza utilizan fibras de contracción rápida que tienen baja resistencia a la fatiga.*

Tipos de ejercicios para resistencia muscular. 1) Ejercicios de tensión continua, 2) Ejercicios de contracción dinámica repetitiva y, 3) Ejercicios de contracción intensa prolongada con breves periodos de descanso. Los *ejercicios de tensión continua* implican actividades como el montañismo, y entrenamientos con pesas que apuntan a un músculo específico. La *contracción dinámica repetitiva* se puede encontrar en carreras y ejercicios de remo. El fútbol y el entrenamiento en circuitos, son ejemplos de *contracción intensa prolongada* con periodos breves de descanso (figuras 3 a 7).

Beneficios de la resistencia muscular. Para el atleta, el aumento de la resistencia muscular permite un tiempo de juego de mayor duración con menores niveles de agotamiento. Para aquellos que no participan en deportes, la construcción de resistencia muscular permitirá un aumento de la actividad física diaria y menos fatiga. El aumento de la resistencia muscular se traducirá en menos lesiones al levantar pesas o al realizar actividades de largos periodos de tiempo. Los ejercicios de resistencia producen mejoría cardiovascular, de la circulación, mejoran los síntomas de artritis e incluso ayudan a controlar el peso corporal.

Ejercicios de resistencia muscular. Se dividen en ejercicios dinámicos y estáticos. Los *ejercicios dinámicos* mantienen los músculos y articulaciones en movimiento tales como la natación, caminar, montar en bicicleta y levantar pesas. Los *ejercicios estáticos,* también conocidos como ejercicios isométricos, consisten en ejercitar los músculos sin mover las articulaciones. Tanto el ejercicio dinámico como el estático pueden aumentar la resistencia y la fuerza muscular.

Entrenamiento. Éste dependerá del estado físico del niño y del adolescente además de los objetivos que se persigan. Como médico y ex jugador de fútbol, a los niños y jóvenes que he tenido el privilegio de enseñar y dirigir los he sometido a evaluación física (antropométrica y espiroergonométrica) antes de ingresar a un proceso de entrenamiento hacia el alto rendimiento. El Dr. Óscar Salas Fraire especialista en Medicina del Deporte con posgrado en Alemania, por varios años evaluó a cada uno de los niños que han participado en mis equipos de fútbol infantil encaminados al alto rendimiento. Sin embargo, he observado, e incluso evaluado, a jugadores de fuerzas básicas (infantiles y juveniles) de equipos profesionales de fútbol de nuestro país, que han sufrido problemas médicos graves durante los entrenamientos encaminados hacia el alto rendimiento, debido a la falta de evaluación médica física y deportiva apropiada antes de iniciar los entrenamientos de esta magnitud.

Los adolescentes que son observados por visores, y por consecuencia invitados a efectuar pruebas en las llamadas fuerzas básicas o fuerzas inferiores de los equipos profesionales de nuestro país, deberían ser sometidos a evaluación completa, que incluya la parte física (antropométrica), cardiológica (espiro ergonométrica), nutricional, dental, psicológica y social (entorno familiar, escolar, social), por un sistema con experiencia en medicina deportiva antes de iniciar los procesos de entrenamiento de alto rendimiento encaminados al fútbol profesional. La evaluación antropométrica-espiroergonométrica incluye evaluación cardiaca, pulmonar, espirometría, oximetría, medición de grasa corporal, masa muscular, elasticidad- flexibilidad, capacidad física máxima, potencia muscular, fuerza y resistencia como parámetros básicos. A partir de su aceptación en dicha institución, se deberán iniciar los procesos encaminados a mejorar e incrementar estas variables, importantes para el óptimo desarrollo y progreso deportivo del adolescente, potenciando cada componente y sin olvidar los que participan en las funciones cerebrales superiores, incluyendo atención, concentración, coordinación visomotora y, sobre todo, la inteligencia emocional. La fuerza muscular se entrena con base a ejercicios de resistencia programados a realizarse en forma progresiva. El adiestramiento implica realizar acciones utilizando mayor peso con menor número de repeticiones. Se deben de efectuar de 2 a 4 ejercicios para cada conjunto muscular con 2 o 4 series de 4 a 8 repeticiones para cada uno de los grupos musculares, dependiendo la edad del jugador. Ejemplo: de *6 a 8 años* de edad, 2 ejercicios para cada grupo muscular en 2 series con 2 repeticiones; de los *8 a 10 años* de edad, 3 ejercicios para cada grupo muscular en 3 series con 4 repeticiones; de los *10 a los 12 años* de edad, 4 ejercicios para cada conjunto muscular con 4 series y 6 repeticiones (figuras 1 a 7). A partir de los 12 años de edad se deberán incrementar los ejercicios, las series y las repeticiones, de acuerdo al grado de desarrollo que vaya teniendo cada uno de los niños que migran a la adolescencia. Lo anterior es en función del diferente progreso relacionado a la edad que en general tienen algunos niños en su paso a la adolescencia. Durante los ejercicios de fuerza muscular, deben otorgarse periodos de descanso más prolongados entre las series para ir obteniendo y otorgando mayor fuerza para la siguiente serie.

El entrenamiento de la resistencia muscular se basa en realizar ejercicios de repetición en forma progresiva. A diferencia de la fuerza muscular, en la resistencia el ejercicio consiste en efectuarlo con menor peso y mayor número de repeticiones. Se deben de efectuar de 4 a 8 ejercicios para cada conjunto muscular con 4 u 8 series de 8 a 12 repeticiones para cada uno de los grupos musculares dependiendo de la edad de jugador. Ejemplo: de *6 a 8 años* de edad, 4 ejercicios para cada grupo muscular en 4 series con 8 repeticiones; de los *8 a 10 años* de edad, 6 ejercicios para cada grupo muscular en 6 series con 8 repeticiones; de los *10 a los 12 años* de edad, 8 ejercicios para cada conjunto muscular con 8 series y 8 repeticiones. Igualmente con la resistencia muscular, a partir de los 12 años de edad se deberán incrementar los ejercicios, las series y las repeticiones de acuerdo al grado de desarrollo que vaya teniendo cada uno de los niños que migran a la adolescencia (figuras 4 a 7). En esta variable, los períodos de descanso son más cortos entre las series, lo cual seguramente incrementará el nivel de cansancio para la siguiente serie, sin embargo, redunda en mejoría significativa en el nivel de resistencia. El entrenamiento de la potencia muscular, al igual que la potencia explosiva, es similar a lo que se realiza para optimizar la fuerza muscular, sin embargo, se deben añadir movimientos explosivos diseñados para el desarrollo de una determinada habilidad a todos los programas de entrenamiento. La potencia explosiva es muy importante en el jugador de fútbol, no importando la posición que desempeñe en el campo, sin embargo, en mi concepto, es fundamental que la tenga en alto desarrollo un jugador que se desempeñe en la posición de delantero.

Consideraciones. El niño y el adolescente deben obtener supervisión estricta por su entrenador con la finalidad de obtener ayuda y además determinar el nivel de ejercicios a realizar en base a los objetivos que se persiguen y de la actividad deportiva a realizar. El entrenador evaluará y determinará la fuerza, potencia y resistencia muscular basal además determinará el avance progresivo de los entrenamientos. El entrenador deberá ayudar a fijar objetivos razonables y proporcionará un plan de entrenamiento para alcanzarlos. El médico, u otros profesionales de la salud, podrán evaluar la salud general y determinar si el programa es adecuado para el niño o el adolescente.

Tabla 1. Características de las fibras musculares

Características	Fibras lentas (tipo I) oxidativas	Fibras rápidas (tipo IIa) anaeróbicas alactacidas	Fibras rápidas (tipo IIb) anaeróbicas lactacidas
Contráctiles			
Tiempo de tensión máxima	1.0	0.4	0.4
Ca^{2+} miosina-ATPasa	1.0	3.0	3.0
Mg^{2+} actomiosina-ATPasa	1.0	2.8	2.8
Actividad enzimática			
Creatinfosfokinasa (CPK)	1.0	1.3	1.3
Fosforilasa de glucógeno	1.0	2.1	3.1
Propiedades metabólicas			
Potencial oxidativo	1.0	0.7	0.2
Potencial glucolítico	1.0	1.5	2.0
[Fosfocreatina]	1.0	1.2	1.2
[Glucógeno]	1.0	1.3	1.5

Composición de tipo de fibra muscular, propiedades contráctiles y metabólicas consistentes con diferencias en velocidad y resistencia. Todos los valores se expresan como un factor de cambio con relación a las fibras lentas oxidativas.

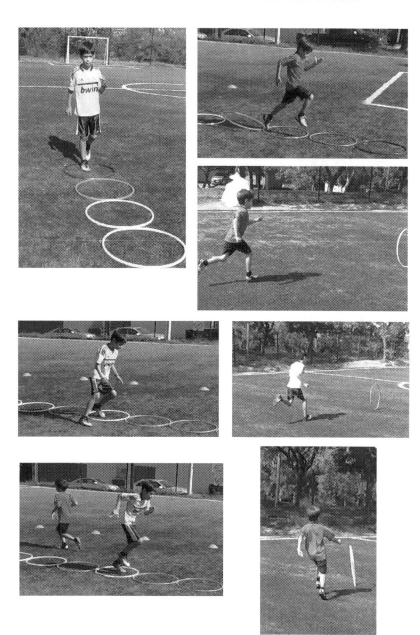

Figura 1. Saltos en aros de colores. Posición frontal y luego posición lateral elevando las rodillas. Luego alternado un pie en el aro y otro fuera de éste. A diferente velocidad, mejora coordinación visomotora y visoespacial. El profesor lanza el aro y se persigue a velocidad evitando que pierda el aro la vertical. Se muestra: Coordinación motora, coordinación visomotora, viso espacial y velocidad.

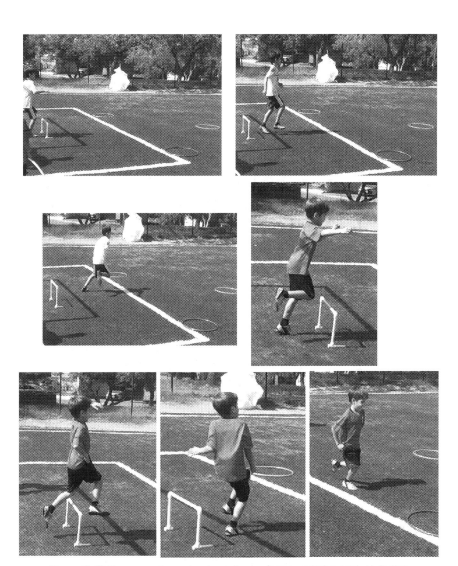

Figura 2. Saltar una valla y el entrenador en forma verbal o gestual, indica a qué color del aro (verde, amarillo o azul) debe correr el niño a velocidad después del salto. Se muestra: Coordinación viso espacial, visomotora, velocidad de reacción.

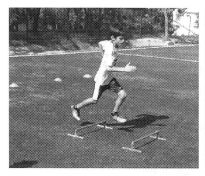
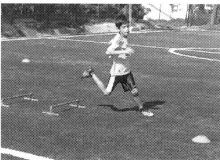

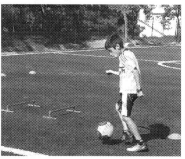

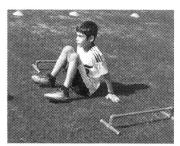
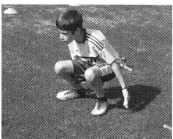
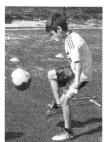

Figura 3. ARRIBA: A indicación del entrenador corre, brinca dos vallas, avanza hacia un cono, voltea y debe recibir el balón efectuando un golpeo correcto con la parte interna del pie (para dar un pase) o con el empeine (para tirar a gol). Se muestra: Velocidad de reacción, fuerza muscular, potencia explosiva, tiro a gol. ABAJO: de posición sentado, a indicación del entrenador, pasa a cuclillas y luego a posición de pie para golpear el balón con la parte interna (para dar un pase correcto) o con el empeine para tirar a gold. Se muestra: Fuerza muscular, potencia y resistencia muscular golpeo o tiro a gol.

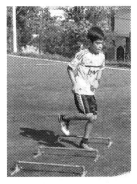
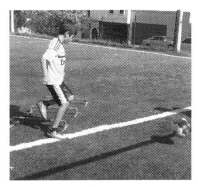
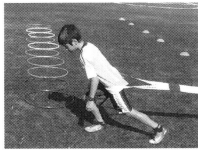
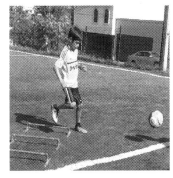
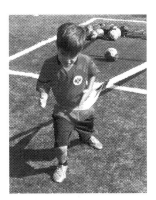
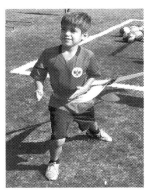

Figura 4. ARRIBA: multisaltos brincando vallas en forma lateral a la izquierda y luego a la derecha; al terminar los saltos recibirá el balón el cual debe golpear con precisión con el empeine, con esto mejora la coordinación motora, la fuerza muscular y la coordinación visoespacial además de la técnica de golpeo del balón. Se muestra: Ejercicios de fuerza muscular y potencia explosiva. ABAJO: ejercicios de fuerza y resistencia muscular utilizando el propio peso corporal y fuerza del infante mediante una banda elástica atada a la cintura. Se muestra: Ejercicios de fuerza y resistencia muscular.

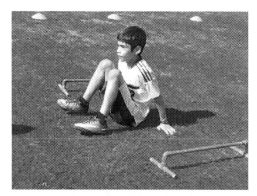
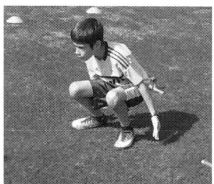

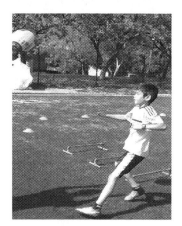
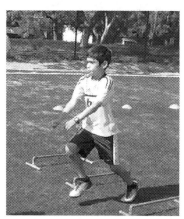

Figura 5. A la orden del entrenador, de sentado, a cuclillas y encara al balón golpeándolo con la región frontal. El balón debe ser ligero, de poco peso, número 3 o 4 dependiendo la edad del infante. Este ejercicio también puede hacerse con golpeo del pie cara interna o con el empeine. Mejora además velocidad de reacción. Se muestra: Fuerza muscular, potencia y resistencia muscular, golpeo al balón con región frontal.

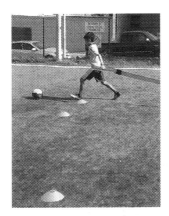

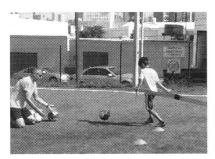

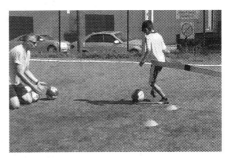

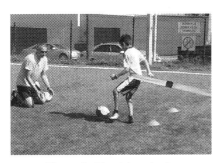

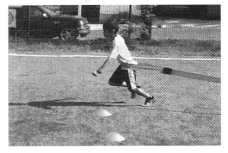

Figura 6. Ejercicios de fuerza, resistencia y potencia explosiva que se realizan mediante elástico colocado a la altura de la cintura, saltando conos y golpeando el balón, corriendo y eludiendo conos a la derecha y golpeando con pie derecho, y a la izquierda golpeando con pie izquierdo (cara interna para golpeo de precisión, con empeine para golpeo de fuerza). Se muestra: Fuerza-Resistencia-Potencia explosiva con golpeo.

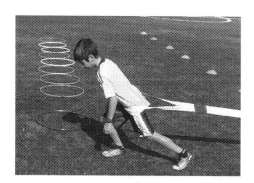
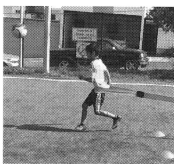
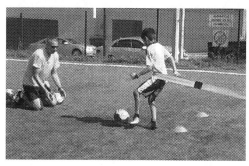

Figura 7. Ejercicios de fuerza muscular, resistencia muscular y potencia con banda elástica en la cintura. Salida a velocidad para una distancia de 5 metros y regresar pausadamente, salida a velocidad para cabecear, salida a velocidad para golpear el balón. Se muestra: Potencia-Resistencia-Fuerza muscular, con cabeceo y con golpeo al balón.

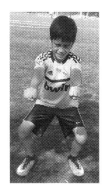
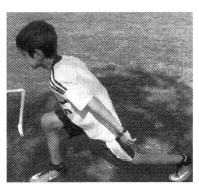
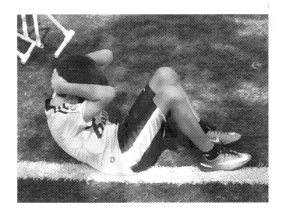
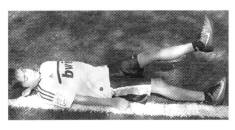
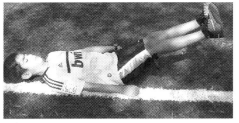

Figura 8. Ejercicios de resistencia muscular para músculos flexores y extensores de piernas además de músculos abdominales. Producen potencia en músculos de piernas y abdomen, lo cual aumenta considerablemente la fuerza de golpeo al balón. Se muestra: Resistencia muscular miembros inferiores. Resistencia para músculos del abdomen.

Capítulo Noveno

Conceptos de Psicología en el Fútbol

La mayoría de los entrenadores de fuerzas básicas de equipos profesionales de nuestro país consideran incongruente combinar aspectos académicos, científicos e intelectuales con los aspectos deportivos en la preparación de jugadores juveniles hacia el fútbol profesional. Quienes entrenan a este grupo de edad, por lo general ex jugadores que han transitado en algún equipo de primera división, consideran, por su historial, que cuentan con el conocimiento y la verdad absoluta para preparar el desarrollo de niños y jóvenes hacia el fútbol profesional. El entrenador comisionado a la formación de jóvenes hacia el alto rendimiento debe contar con conocimientos teóricos, no solo de fútbol, sino también conceptos de fisiología, anatomía, nutrición y, fundamentalmente, conocimientos de psicología del infante y adolescente. Es poco probable que un entrenador con nivel educativo de escuela secundaria o escuela preparatoria, pueda desarrollar la inteligencia emocional de un adolecsente. Un entrenador del fútbol de fuerzas básicas de un club profesional de nuestro país, excepcionalmente tiene educación universitaria.

Las actividades deportivas, incluyendo al fútbol, no cuentan en nuestro país con el sentido profesional de preparacion para niños y jovenes, los resultados de la inadecuada estructura deportiva saltan a la vista en los resultados que se obtienen en las olimpiadas. El desarrollo deportivo del niño inicia en la escuela primaria y secundaria, sin embargo, ¿Qué porcentaje de escuelas del sistema de gobierno cuenta con instalaciones mínimas para la práctica de alguna actividad deportiva?. En las escuelas públicas los entrenadores de deporte son los mismos profesores de clases, quienes no cuentan con la experiencia necesaria para desarrollar disciplinas deportivas. Por lo general el profesor que supervisa algún grupo escolar de primaria es el que a su vez se encarga de entrenar el deporte en la misma escuela o en otra escuela cercana para tener un mejor ingreso económico. La escuela primaria o secundaria mejor equipada cuenta a lo mucho con una cancha de básquet que se utiliza para múltiples actividades que incluyen voley bol y futbolito donde pueden participar cuando mucho 12 niños a la vez, en escuelas que cuentan con al menos 200 alumnos. ¿Será posible desarrollar el deporte en estas condiciones?. El apoyo gubernamental hacia el deporte está practicamente ausente, cada sexenio tiene cambio completo de programas, los cuales no estan institucionalizados ni son permanentes. En el fútbol tenemos jugadores que alcanzan el nivel profesional en froma espontánea, "por rebosamiento"; es decir, de muchos niños con pocas instalaciones los que surgen son en base a esfuerzo individual y en ocasiones con apoyo de la familia.

El Entrenador

El entrenador mejor preparado y con mejores aptitudes didácticas es el que se debe de encargar de la formación del sector más valioso de un club: la juventud. El entrenador debe conocer los aspectos de maduración no solo física, anatómica o neurológica sino también de psicología del desarrollo del niño y del joven para favorecer que los aspectos de adaptación se realicen en forma apropiada en este grupo de edad. En estos grupos de edad, es importante que el entrenador para fútbol recreativo y el encaminado hacia el alto rendimiento, tengan por lo menos cinco características fundamentales: 1) salud mental; 2) capacidad didáctica; 3) empatía; 4) autenticidad y, 5) transparencia.

Para aspirar a un campeonato el jugador requiere de preparación física, cualidades técnicas, aspectos tácticos y del aspecto emotivo, que incluye la capacidad para soportar la presión propia de cada partido de fútbol. Los futbolistas de cualquier edad en competencias de alto rendimiento o inclusive dentro del fútbol profesional, son deportistas que pueden sufrir bloqueos mentales y, por consecuencia, bloqueo en la capacidad motriz que les impide rendir a su máximo potencial. En una competencia se debe mantener el mayor rendimiento posible para alcanzar el campeonato. Por parte del entrenador es necesario, durante la competencia y antes de cada partido, mantener, tanto en el grupo como en forma individual, el estímulo emocional, ejercitar la concentración, incrementar la autoestima, enlazar capacidades, minimizar defectos y manejar aspectos psicológicos que incluyan la inteligencia emocional individual y grupal. Todos estos aspectos se deben haber propiciado, estimulado y desarrollado durante los entrenamientos para que se manifeste en forma significativa y fundamental durante la competencia misma.

El entrenador de niños y adolescentes debe propiciar entre sus jugadores cuatro aspectos: (1) *Motivación:* manteniendo el interés por jugar, entrenar, divertirse y tratar de obtener el triunfo. La motivación esta íntimamente relacionada con los objetivos que se persiguen. Al futbolista en esta edad se le debe enseñar a tener objetivos claros a corto, mediano y largo plazo en comunicación cercana con los padres de familia. Cuando falta la motivación el jugador empezará a mostrar falta de deseos por entrenar y competir. Cuando se pierde la motivación individual (factores internos), no importa la cantidad de estímulos que se le ofrezcan (factores externos), este joven futbolista no va a obtener el desempeño adecuado ni tendrá la alegría por entrenar o competir. (2) *Confianza:* con entrenamiento físico apropiado y buena capacidad técnica, un jugador que no tenga certeza en sus condiciones, obtendrá un rendimiento muy por debajo de su real potencial. Al no tener confianza en si mismo, el joven futbolista no se arriesgará en las jugadas, dudará en tirar a gol o efectuar un rechazo defensivo, tendrá dudas de driblar en alguna jugada y finalmente será más susceptible a lesiones y presa fácil de traumatismos durante el partido. La confianza, en el joven jugador de fútbol, al igual que la motivación, depende de factores internos o individuales que resultan de las aptitudes y habilidades personales y de factores externos que provienen de estímulos del entorno, incluyendo a los compañeros del equipo, de amigos, de padres de familia; pero los que tienen fundamental importancia son aquellos que provienen del entrenador. Quien entrena al grupo de niños debe saber estimular y motivar la confianza individual. Además, debe detectar al futbolista con cualidades, pero con falta de confianza en sus aptitudes, facilitar el orden y apoyo entre los compañeros del equipo, orientar a la familia para continuar el apoyo en casa; (3) *Concentración:* capacidad del futbolista para estar atento y mantener la vigilancia en cada una de las jugadas que ocurren durante todo el partido, lo mismo cuando participa en la cancha como al estar en la banca y dispuesto a participar. Con frecuencia los jugadores de este grupo de edad tienden a desconcentrarse durante el partido y esto se incrementa ante encuentros de gran presión, como al disputar una final por el título. La presión altera la capacidad de concentración en algunos jugadores. En este tipo de circunstancias, observamos que algunos jóvenes con grandes cualidades se pierden durante el desarrollo del partido que representa alto simbolismo para su equipo. (4) *Autocontrol*: es la capacidad del jugador para mantenerse estable emocionalmente durante el partido, no importando si se disputa la final, un partido por la clasificación o incluso al tirar un pénalti. Cuando el jugador no se encuentra suficientemente relajado, no podrá controlar la presión interna ni la presión externa que ejercen los jugadores del equipo contrario, la mirada del padre, del entrenador o de sus compañeros. Debemos, por lo tanto, en el proceso de formación del joven futbolista estimularlo al final del partido además de enseñarlo a relajarse, a realizar los ejercicios respiratorios que conducen a eliminar la presión interna y a visualizarse rápidamente como vencedor de la dificultad que muchas veces representa un partido de fútbol. Al exponerlo a este tipo de presiones el joven jugador obtendrá la fortaleza, la madurez y la estabilidad necesarias para controlar sus reacciones ante presiones externas (maestros, entrenador, amigos, padres, etc.) y presiones internas, es decir, desarrollará la inteligencia emocional. El controlar la presión generada en diferentes circunstancias, propias de encuentros de alta competencia, facilitará la estabilidad necesaria para que se tomen decisiones apropiadas, no importando el tipo de partido o tipo de competencia.

En la educación del joven futbolista hacia el alto rendimiento se debe enseñar a efectuar con periodicidad ejercicios de relajación, respiración y visualización. El objetivo de estas técnicas es disminuir la tensión, la ansiedad y el estrés ocasionado por la competencia deportiva, además de que sirve para mejorar la atención, la concentración y la confianza. A largo plazo, mediante estas técnicas, se obtendrá como resultado que el joven manifieste toda su capacidad y todo su potencial al jugar en alta competencia y aquellos que lleguen al profesionalismo llegarán "bien formados". Si sembramos todos estos conceptos en forma de "semillas" de buena calidad, con un adecuado seguimiento, fortaleciendo cada uno de los aspectos que se incluyen en la inteligencia emocional, tendremos una "mayor cantidad de semillas de buena calidad" y, por consecuencia, la cosecha será mejor y más abundante para el futuro del fútbol en nuestra comunidad y en nuestro país.

Juegas o Estudias

En mi etapa como jugador juvenil era frecuente escuchar a los entrenadores de fuerzas básicas de equipos profesionales establecer la disyuntiva "o juegas fútbol o estudias"; debido a este dilema se quedaron en el camino extraordinarios futbolistas juveniles que me tocó observar, algunos otros utilizaban este dilema como excusa para explicar el porqué no habían debutado en primera división. Describiré a dos grandes futbolistas de mi época que jugaron en primera división y simultáneamente efectuaron estudios universitarios. Edmundo Manzotti Magaña jugó con Rayados del Monterrey y con Tigres de la Universidad Autónoma de Nuevo León, ascendiendo con este equipo de segunda a primera división. Excelente mediocampista de gran movilidad, lectura del juego y potente disparo. Recuerdo el memorable gol de larga distancia, al ángulo, que le anotó al América con el cual los Tigres obtuvieron su primer campeonato en el fútbol mexicano. Manzotti se graduó de Licenciado en Administracion de Empresas y al retirarse del fútbol se ha desarrollado como gran ejecutivo y empresario en la ciudad de Monterrey. René Aguirre Villafaña, fue observado en un partido de la liga estudiantil de fútbol por el Sr. Roberto Scarone, en aquel tiempo entrenador del Club de Fútbol Monterrey. El Sr. Scarone le permitía faltar a los entrenamientos si tenía que acudir a clases, me tocó verle jugar, delantero de gran técnica, fortaleza y velocidad, difícilmente frenado por defensas de los equipos contrarios. Jugó partidos contra el América, Guadalajara y Cruz Azul entre otros. Dejó el fútbol en su mejor momento deportivo cuando un nuevo entrenador de los Rayados del Monterrey le exigió presentarse a todos los entrenamientos, impidiéndole asistir a clases. René Aguirre optó por presentar su renuncia irrevocable para continuar sus estudios graduandose de Ingeniero Mecánico Administrador en el Tecnológico de Monterrey, hasta la actualidad es un empresario destacado en la ciudad de Monterrey. Estos futbolistas y muchos otros en nuestra ciudad y a nivel nacional combinaron estudios universitarios y fútbol, siendo destacados como jugadores al igual que al retirarse. Estos ejemplos comprueban que combinar estudio y fútbol es factible y adecuado para un funcionamiento pleno del cerebro.

Los adultos que nos encargamos de la educación de jóvenes en el fútbol debemos eliminar las dicotomías innecesarias y ciertamente falsas a las que exponemos a los adolescentes entre las cuales incluimos: "o juegas o estudias". Por el contrario, hay que orientarlo a que organice bien sus tiempos para que pueda entrenar, jugar, estudiar, estar con la familia, socializar con los amigos, etc. Todo lo anterior sin perder el interés y la motivación en aspectos profesionales y deportivos. La educación es importante, necesaria y fundamental en la maduración y desarrollo integral del jugador en preparación hacia el alto rendimiento. Los aspectos académicos e intelectuales, incrementan la intercomunicación entre múltiples neuronas, es decir, la formación de redes neuronales y el neurópilo que condiciona la reserva cerebral, la cual es importante para todos los procesos de aprendizaje (figura 1), y proporciona elementos o armas que serán útiles para enfrentar la vida cada vez más competitiva en todos los ámbitos laborales y profesionales. Por lo tanto, estos jóvenes deben ser estimulados a que continúen sus estudios de secundaria, preparatoria e incluso universitarios, el no hacerlo sería algo así como un crimen neurofisiológico, intelectual y laboral para ellos.

Considero obligatorio en categorías infantiles y juveniles de fútbol, sean o no de equipos profesionales, enrolar a los jugadores de estos grupos en actividades académicas. Este tipo de labores genera beneficios adicionales tanto en la capacidad del cerebro para los procesos de aprendizaje como en la maduración del individuo, disminuyendo la ansiedad que genera la incertidumbre hacia el futuro (ser futbolista sin estudiar una profesión, en caso de participar en fuerzas básicas); favoreciendo la interacción social con otros jóvenes que desarrollan otras actividades (no solamente deportivas); impidiendo la saturación mental que produce el solo jugar fútbol; controla y disminuye el estrés; disminuye el tiempo ocioso; aumenta la exposición a reglas de disciplina que existen en cada escuela; genera una mayor posibilidad de tener orden y autocontrol (dentro y fuera de la cancha). Para el jugador de fútbol, lo anterior propiciará mejor control emocional evitando conductas explosivas que generan expulsiones durante los partidos e incluso vicios o malos hábitos que deterioran las condiciones físico-atléticas. El autocontrol durante el partido evita constantes reclamos hacia el árbitro con gasto innecesario de energía. La falta de autocontrol puede disminuir el rendimiento, al igual que el placer por el juego de fútbol y propicia la desconcentración. En las divisiones infantiles los padres son, en la gran mayoría de los casos, los productores de estrés y agresividad competitiva. El niño, en múltiples ocasiones, está más atento al grito o a la mirada del padre o la madre, que a las indicaciones del entrenador. Con la presión externa de padres y entrenadores es improbable que el joven futbolista pueda desempeñarse apropiadamente durante el juego.

Aumentar el Rendimiento Deportivo

Hay técnicas específicas que optimizan el desarrollo del joven hacia el fútbol de alto rendimiento, aumentan el nivel de competitividad, disminuyen la ansiedad, miedos, tensión y la presión que generan los partidos o competencias. Además, aumentan el nivel de atención, concentración y autoconfianza. Tales técnicas incluyen a los ejercicios de respiración, relajación y visualización. Las estadísticas en Sudamérica indican que solo el 2% de los jóvenes que ingresan a las fuerzas básicas de un equipo profesional, pueden llegar a debutar en la primera división. En nuestro medio no contamos con estadísticas del porcentaje de jóvenes que ingresan a fuerzas básicas de un club profesional y que puedan alcanzar a jugar en primera división. Esta información debe ser compartida con padres de familia de cada jugador que ingrese a las fuerzas básicas de algún club profesional e incluso la debe conocer el padre de familia que considere que su hijo tiene "grandes" aptitudes para el fútbol. En el torneo de apertura 2016 de la primera división de fútbol, generó gran controversia la *Regla 10-8* emitida por la Federación Mexicana de Fútbol (FMF) "Esto no afecta a nadie, al contrario se está dando la oportunidad a los jugadores nacidos en México para que tengan actividad en los partidos, *esto ayudará a crecer a los jóvenes jugadores mexicanos",* afirmó Enrique Bonilla, presidente de la FMF. *"Son demasiados extranjeros y eso va a perjudicar a la Selección Nacional; a mediano y a largo plazo esto va a ser muy grave",* aseguró Jorge Vergara, dueño de las Chivas de Guadalajara, uno de los tres equipos que se opuso a la iniciativa que tuvo 15 votos a favor. La Asamblea de Clubes de la FMF dictaminó que al menos ocho de los convocados a un partido deberían cumplir una serie de condiciones: 1) Registrado en el fútbol mexicano antes de los 18 años; 2) Haber participado en un torneo organizado por la FMF; 3) Nacionalidad mexicana al momento de su primer registro en la FMF; 4) Jugadores con doble nacionalidad mexicano-estadounidense podrán ser considerados dentro de los ocho jugadores si al momento de su primer registro no habían cumplido 19 años. Es decir que cada equipo podría tener en la cancha hasta 10 jugadores extranjeros durante el desarrollo de cada partido y eliminó el límite de cinco jugadores extranjeros por equipo. En base a esta regla, la probabilidad de que el 2% de los jóvenes que llegan a las fuerzas básicas de un equipo profesional pueda debutar en primera división, disminuye en forma considerable. En el torneo de apertura 2018 los dieciocho clubes de primera división profesional deben cumplir mil minutos en la *Regla de Menores* aún denominada regla 20/11 que había iniciado en el apertura del año 2005 y su uso se prolongó hasta el 2011. Surgió con el fin de reactivar el trabajo de las fuerzas básicas. Esta regla determina que cada equipo debe alinear futbolistas no mayores de 20 años 11 meses en un total de mil minutos durante un torneo o semestre. El retorno de esta regla se originó por la sobrepoblación de extranjeros que se acentuó con los naturalizados y la regla 10/8 que cambió a 9/9.

Toda institución pública o particular dedicada a la formación de jugadores hacia el fútbol de alto rendimiento, debería colocar a su mejor entrenador en el cargo de la conducción, supervisión, orientación y entrenamiento de los adolescentes y niños. Desafortunadamente, los equipos profesionales, que debemos mencionarlos como instituciones formadoras de jugadores de fútbol de alto rendimiento, colocan en las divisiones menores (erróneamente llamadas fuerzas inferiores) a cualquier entrenador que tengan disponible, a algún ex jugador que, por no contar con trabajo o carrera profesional, solicita se le integre como entrenador de divisiones menores de equipos profesionales. Idealmente, lo mejor sería colocar al entrenador mejor preparado, el de mayor capacidad y talento además de aquel que tenga mejor aptitud docente. Un equipo exitoso y con producción de jóvenes para el profesionalismo, por lo general cuenta con un entrenador bien preparado, el mejor hombre del club en la dirección y enseñanza de los jóvenes de esa institución. *"Para obtener jugadores de calidad se requiere poner calidad en el proceso".* Es difícil que un club decida emplear a su mejor entrenador en las divisiones menores por el costo que representa. Con honrosas excepciones (en mi caso, conté con un gran maestro, Don Mario Pérez Plascencia, entrenador de primera división dedicado a la formación de los juveniles del Club de Fútbol Monterrey en los años 70´s), es sumamente difícil que un entrenador de alto prestigio y conocimiento decida trabajar con el futuro de un club, algunos entrenadores de primera división en nuestro país han expresado que trabajar con jóvenes es "perder mi tiempo".

El trabajar con niños y jóvenes es difícil, no cualquier entrenador tiene aptitudes docentes (aunque haya jugado fútbol profesional); trabajar en estos niveles no genera información pública, no se aparece en la prensa o en los noticieros y no produce estímulo a la egolatría que muchos entrenadores requieren para subsistir y permanecer en el deporte. Adicionalmente, el ingreso económico al dirigir a jóvenes de las divisiones menores de un club profesional, "no es lo que ellos consideran que merecen debido a su trayectoria". Por otro lado, existen técnicos en las divisiones menores que solo aspiran a permanecer en este ambiente con el objetivo de que, "en un momento dado", puedan dar el salto a la dirección del primer equipo y llegar a dirigir en la primera división profesional. Existen también técnicos, ex-jugadores profesionales, que eligen las divisiones menores con la intención de trabajar, formar niños y jóvenes, porque es una labor menos estresante y tiene menos riesgos de ser "corrido" si no se logran los objetivos y puede mantenerse a nivel institucional por muchos años a pesar de que su producción no sea la que debe existir en un club profesional. El trabajar en primera división es estresante y más riesgoso debido a que ante la ausencia de resultados, puede rápidamente perder el empleo en forma definitiva y permanente, sin posibilidad de reacomodarse en divisiones menores del mismo club, es decir pierden "la chamba". Aquellos que tienen éxito y que han pasado tiempo en la primera división profesional, el trabajar en las fuerzas menores no les es tan atractivo en cuanto al ingreso económico, exposición en prensa, radio, televisión ni en el "poder social" que la primera división otorga.

El entrenador de niños y jóvenes debe ser y comportarse como un maestro, debe ser guía, jefe, además de responsable y padre espiritual del grupo que dirige. Es el encargado de establecer límites de disciplina, de desarrollo físico, técnico y táctico. Lo anterior genera el estilo de la institución en cuanto al tipo de jugador que se va a producir. El entrenador, además de enseñar, debe dirigir, corregir, conducir, ordenar, gritar positivamente, ubicar al joven durante el encuentro, hacerlo reaccionar, y alentarlo en forma positiva. Es imprescindible que el entrenador tenga importante acervo de ideas propias, que tenga buenos instintos, que tenga mucha cultura, alto grado de sensibilidad y saber utilizar la sugestión.

Un equipo de fútbol infantil o juvenil por lo general está conformado por 16 a 18 jugadores, por lo tanto, es muy probable que ese equipo cuente con el mismo número de entrenadores debido a que cada padre de familia de estos jugadores se cree entrenador de fútbol. La función de entrenador en estas categorías es difícil, sin embargo, aún no comparable con las dificultades del entrenador de primera división profesional. Una cosa que se observa en estos grupos de edad es que a mayor competitividad de grupo y de cada integrante del equipo, menor es la problemática e inconformidad de los padres. Si el equipo es de convivencia, la dificultad es mayor para armonizar el grupo. En los equipos de fútbol de convivencia hay mas dificultades de interacción con los padres de familia, es decir, a menor competitividad del grupo mayor dificultad en la interacción con los padres de familia.

Todo niño y adolescente pueden mejorar sus condiciones físico-atléticas con un adecuado nivel de entrenamiento y de repeticiones. Sin embargo, es evidente que algunos tendrán mayor desarrollo, que depende de factores intrínsecos (genéticos y motivacionales) que determinan qué niños pueden ser candidatos a participar en programas de alto rendimiento. Aquel que aspire a participar en este tipo de programas debe reunir virtudes o cualidades técnicas, físicas y psicológicas, además de las tácticas, las cuáles deberán ser aleccionadas y consolidadas durante los procesos de preparación y entrenamiento. Las cualidades físicas y técnicas necesarias para el alto rendimiento deben fortalecerse y estimularse con adecuados procesos de entrenamiento, favoreciendo la adaptabilidad al grupo, al igual que reforzar la inteligencia emocional. Las cualidades generales que debe tener el niño y adolescente que deseen ser campeones en la práctica del fútbol son las siguientes: 1) Aptitud; 2) Actitud positiva; 3) Alegría; 4) Autocontrol (evitar enojo, agresión y reclamos); 5) Atención; 6) Concentración; 7) Confianza; 8) Disciplina; 9) Motivación; 10) Velocidad; 11) Fuerza; 12) Voluntad; 13) Compañerismo 14) Espíritu de lucha y sacrificio; 15) Conducta; 16) Orden; 17) Tenacidad; 18) Determinación; 19) Perseverancia; 20) Fortaleza; y 21) Fe.

La alegría es inseparable del placer y la satisfacción. El fútbol es un juego que da placer y alegría a quien lo practica, pero se debe tener la capacidad de disfrutarlo. El jugador que disfruta un partido, no se desconcentra, no se incomoda con quienes están fuera de la cancha, ni con el árbitro o con las condiciones que suceden alrededor del campo de fútbol, no se cansa fácilmente ni le invaden pensamientos negativos, se mantiene alerta e inspirado. Para que un joven pueda llegar a la primera división profesional y mantenerse en ella debe tener fortaleza mental. Ésta se manifiesta en la capacidad individual para la toma de decisiones, la tolerancia a la frustración y poder reaccionar frente a la adversidad. El fútbol profesional genera un ambiente excesivamente competitivo, en ocasiones demasiado patológico, en el cual se forman alianzas, grupos, amigos y enemigos que te quieren bloquear, indudablemente existe en forma significativa el bullying. En muchas ocasiones las cuestiones personales tienen gran peso específico y las cuestiones políticas valen más que el propio trabajo. Existe, como en cualquier dependencia política, la hipocresía, actitudes paranoides, incertidumbre y, frecuentemente, el doble mensaje. En múltiples ocasiones no existe lógica ni justicia. Es un medio hostil con muchos intereses en juego. Como todo esto persiste en la actualidad y no sé por cuanto tiempo permanecerá, debemos enseñar al joven todas estas posibilidades y favorecer su fortaleza mental. Quien no pueda superar las dificultades propias de un partido de fútbol estará evidenciando que no tendrá tolerancia ni capacidad de reacción frente a la adversidad; este tipo de joven tendrá menor capacidad de decisión y durante los partidos bajará los brazos y tendrá lagunas, jugando solo por destellos, lo cual no proporcionará ninguna diferencia para el resultado. El fútbol es un juego lleno de estados emocionales, abundan los momentos de tensión por el rival, los padres, el público, por agradar al entrenador, etc. Se necesita, por lo tanto, que el joven tenga tenacidad, perseverancia y determinación. Hay jugadores que se pierden por falta de fortaleza mental, mientras que otros pueden triunfar porque sí poseen esta fortaleza, aunque tengan menor capacidad técnica y cualidades e incluso menor capacidad de asimilar los conceptos.

El futbolista, al igual que actores y músicos, comparten cosas en común: 1) Salen a un escenario ante un público numeroso; 2) Juegan, dramatizan, actúan, cantan, tocan, bailan; 3) Efectúan un papel de acuerdo a un esquema previamente practicado; 4) Les gusta agradar al público y obtener afecto; 5) Tienen director técnico, director de escena o director musical; 6) Por lo general el entrenamiento es más placentero que la función.

Hay tres sentimientos primitivos en el ser humano: el amor, la ira y el miedo. El miedo es un sentimiento legítimo de todo ser humano, el secreto no es eliminarlo sino controlarlo, dominarlo, que no moleste, que no entorpezca, que no dificulte la acción adecuada. El miedo disminuye a mayor confianza, la actividad o acción vence el miedo. Éste puede detener una acción, es una moneda de dos caras: es freno y es motor. Debemos facilitar que el miedo sea motor de las acciones del joven en proceso

DR. HÉCTOR RAMÓN MARTÍNEZ RODRÍGUEZ

hacia el alto rendimiento. La contraparte del miedo es la audacia, el valor, la templanza. El miedo bloquea e inhibe, si queremos formar futbolistas capaces, creativos, emprendedores y dueños de sus actos, debemos ofrecer herramientas y estrategias necesarias para controlarlo.

En un equipo de fútbol de alta competencia debemos dedicarle tiempo al aspecto psicológico de los integrantes, lo cual pocas veces se le considera de importancia. Es necesario que ofrezcamos herramientas para que se obtenga seguridad en sí mismo, que pueda vencer los miedos y que crezca en motivación. Que al joven no le pese ningún partido, competencia, o camiseta que se ponga de algún equipo profesional. Que no se caiga o que tenga lagunas durante el partido. Finalmente, el entrenador debe facilitar la armonía del grupo de jóvenes de alto rendimiento.

La confianza en el deportista es necesaria para que se puedan alcanzar alturas realmente sorprendentes y que durante la competencia y durante los partidos se manifiesten, desde el punto de vista deportivo, la tenacidad, positividad y atrevimiento. El joven debe tener capacidad para arriesgar, decidir una jugada, atreverse sin temor y con descaro a producir tiros a gol de diferentes distancias y posiciones. Un jugador sin confianza se vuelve lento; a mayor confianza, el joven tendrá menos ansiedad y menor miedo. En deportes grupales es muy importante la unión entre cada integrante del grupo y entre jugadores con el entrenador. Al tener unión, en el grupo existirá mayor confianza global y consecuentemente mejores resultados.

Brainspotting (punto cerebral) en el Fútbol

Hace algunos años el Dr. David Grand publicó *"Así es tu cerebro cuando haces deporte"*. En este libro describe un enfoque del análisis de los problemas de desempeño de los deportistas que deben demostrar destrezas y habilidades en circunstancias de alta presión. Todo deportista en competición futbolística se encuentra bajo presión que incluye la mirada del entrenador, padres de familia, familiares, amigos, fans e incluso hasta medios de counicación, listos para aplaudir los logros como para juzgar derrotas, dificultades o rendimiento por debajo de lo esperado. Nuestro cerebro y nuestro cuerpo están íntimamente relacionados, lo que ocurre en uno (cuerpo) repercute en el otro (cerebro) y viceversa. El fútbol de alto rendimiento implica miles de horas de entrenamiento con rutinas que generan hablidades y destrezas de nuestro cuerpo las cuales quedan grabadas en nuestro cerebro como memoria motora y sensitiva. Cuando nuestro cuerpo requiera efectuar lo aprendido, estas habilidades llegarán en forma fluída e inconsciente. Sin embargo, cuando el futbolista decide en forma instintiva tomar el control voluntario de lo aprendido, se pierde la fulidez y espontaneidad de la destreza lo cual impide un óptimo rendimiento.

La psicología deportiva, en forma habitual, aborda las dificutades del futbolista a través de técnicas que involucran la parte consciente y voluntaria, tales como la visualización, el diálogo interno positivo, la respuesta de relajación y otras. Se orienta principalmente al manejo de las manifestaciones sintomáticas de las dificultades que presenta el futbolista. Sin embargo, en algunos casos se requiere tomar en cuenta los síntomas que dificultan el rendimiento (ansiedad anticipatoria, bloqueos, baja autoestima, comportamiento de evitación, disociación, estado de confusión, negatividad, tensión física) los cuales son consecuencia de experiencias negativas que se han acumulado en la interacción íntima cerebro-cuerpo. Durante la vida deportiva, el cerebro del futbolista ha tenido que afrontar múltiples momentos que suponen amenaza para su cuerpo (golpes, lesiones, fracturas, cirugías), amenazas psicológicas (humillaciones del público, entrenadores, compañeros, y familiares) e incluso amenzas de no seguir en la competencia deportiva. Además, la historia emocional previa, incluyendo su desempeño escolar, apoyo o rechazo de los maestros, exámenes escolares, apredizaje de lectura y matemáticas entre otras.

El método de Brainspotting (punto cerebral) es una técnica que ayuda al psicólogo y al deportista a acceder a las áreas del cerebro en las que estan registradas las experiencias traumáticas no conscientes y no integradas. A través de la conciencia vivida en el cuerpo y conectada con la dificultad en el desempeño, se puede ayudar al cerebro del futbolista a acceder y localizar dónde se encuentra el problema, en sectores donde se guardan las emociones y experiencias traumáticas en el cerebro. Esta metodología emplea el campo visual para definir en qué posición ocular el futbolista "aprecia más" la sensación percibida en su cuerpo. A este concepto se le llama *Activación*. A partir de ese momento se invita al deportista a entrar en actitud de *Mindfulness* (conciencia plena no juzgadora) con lo cual se promueve la capacidad del cerebro de curarse a sí mismo, de asimilar y procesar aquellas experiencias vividas que, por no haber sido digeridas, siguen afectando el funcionamiento actual de la persona. El Brainspotting trata aspectos que incluyen: ansiedad, depresión, experiencias traumáticas, y el peso de emociones excesivas. Es una herramienta útil para mejorar ejecución-desempeño en el deporte. Funciona identificando, procesando y liberando las fuentes neurofisiológicas del dolor emocional y corporal, trauma, disociación y una variedad de otros síntomas difíciles.

Dentro de la relación clínica con el paciente o futbolista, esta técnica o práctica permite localizar, focalizar, procesar y liberar neurobiológicamente experiencias y síntomas que están fuera del alcance de la mente consciente y de sus capacidades verbales y cognitivas.

Esta metodología trabaja entre las áreas más profundas del cerebro y el cuerpo a través del acceso directo desde los globos oculares al sistema límbico del sujeto. Al detectar una manifestación somática asociada al movimiento ocular (detección del punto cerebral) se inicia un proceso de desregulación de la amígdala cerebral (figura 2). El Dr. David Grand, PhD, médico psiquiatra de New York USA, descubrió y desarrolló este método del Punto Cerebral, es autor de libros e investigador en técnicas de Imagen de Resonancia Magnética en experiencias traumáticas en el cerebro. Los estudios neurológicos están descubriendo pruebas de la capacidad de la psicoterapia para modificar estructuras cerebrales y mejorarlas. Brainspotting es un instrumento terapéutico fisiológico que puede integrarse a gran variedad de modalidades de tratamiento, incluyendo abordajes psicológicos y somáticos. Puede ser útil como un complemento a varias terapias basadas en el cuerpo, incluyendo la quiropráctica, acupuntura, fisioterapia, enfermería y otros abordajes especializados de curación física.

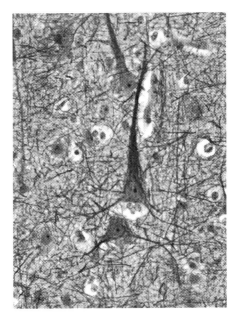

Figura 1. Redes neuronales formadas por interconexión de múltiples neuronas. Armonizar el deporte con la actividad intelectual incrementa las redes neuronales potenciando todos los procesos de aprendizaje.

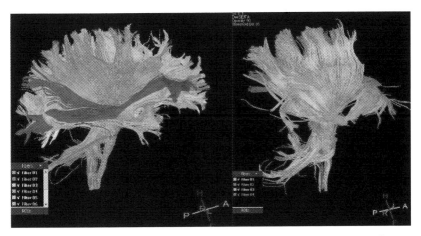

Figura 2. Tractografía por imagen de resonancia magnética de cerebro. Se observan las vías de conexión del área visual con regiones profundas del cerebro. En negro los tractos o vías del hemsferio izquierdo, en gris los tractos del hemisferio derecho (imagen izquierda). Vías que conectan el area motora con el tallo cerebral, sistema límbico y cerebelo (imagen derecha).

129

Capítulo Décimo

Hábitos Positivos

Existen diferentes métodos o normas que se consideran útiles para desarrollar un hábito positivo en el niño y en el adolescente que trasciendan favorablemente un su vida futura. Estas normas bien aprendidas y supervisadas, generan grandes beneficios en el futuro de los futbolistas de estos grupos de edad. La utilidad de formar hábitos positivos es importante en actividades deportivas, académicas, laborales, profesionales o incluso para alcanzar una destreza quirúrgica en doctores que se dedican a alguna rama de la cirugía o en otra actividad relacionada con la medicina.

Uno de estos métodos para formar un hábito positivo en el ámbito laboral y que considero importante desde el punto de vista neuropsicológico para el desarrollo del niño y del adolescente, fue inicialmente descrito en los noventas por un consultor norteamericano Philip B. Crosby, conceptos que posteriormente fueron adaptados, ampliados y utilizados a nivel empresarial de la ciudad de Monterrey, N.L. Me tocó conocer este método durante mi tiempo laboral como consultante de neurología en la Clínica Cuauhtémoc y Famosa, dependiente de la empresa cervecera más importante del norte de nuestro país. Este método consiste en que cada trabajador, incluyendo recién ingresados, aquellos de otros estados, con diferentes culturas, cualidades y destrezas, se les participaba en forma general y uniforme a manifestar en el trabajo diario una actitud laboral acorde con los valores, misión y visión de la empresa, con el concepto de *"hacerlo bien desde la primera vez"*.

En el sector que me tocaba participar (área de la salud, como consultante de neurología) se implementó el concepto y la metodología para crear un hábito positivo. Cada individuo, durante su actividad laboral, incluyendo todos los niveles desde el obrero hasta empleados de oficina y directores, *deberíamos hacerlo bien desde la primera vez*. Esta metodología propuesta y dirigida por el Ing. José Luis Domínguez se denominó "Las Seis C más Uno" (6-C + 1). El método es trascendental en los adolescentes pues van formando hábitos positivos desde temprana edad. Se incluyen conceptos para realizarse en el ámbito laboral, sin embargo, se ha demostrado que son útiles y necesarios en la formación de hábitos positivos para el deporte, para procesos educativos, e incluso en la metodología de la investigación científica. Es decir, que los jóvenes futbolistas formen hábitos que los lleven al éxito y, por consecuencia, formar una cultura de excelencia al realizar cualquier actividad deportiva, laboral, profesional y científica. Estos seis conceptos son: *Conocimiento, Comprensión, Convencimiento, Confrontación, Compromiso, y Congruencia + Repetición* (o *Constancia*), debido a que el cerebro trabaja, aprende y forma una memoria para la destreza motora, verbal, manual, mental e intelectual, mediante múltiples conexiones entre las neuronas. La realización de estos conceptos conforman una experiencia que se puede manifestar posteriormente en forma automática ***"el cerebro aprende por la repetición"***. La *constancia o consistencia* para realizar estos seis conceptos indican realmente la *repetición* constante del hábito que estaremos formando (figura 1).

Estas normas realizadas en forma constante y ordenada desarrollarán un hábito positivo para cada una de nuestras las actividades. Lo primero que se tiene que realizar para la formación de un hábito positivo es **CONOCER** lo que deseas realizar, cuál es la destreza que deseas adquirir, para llegar a realizarla con excelencia y habilidad. En seguida debes **COMPRENDER,** en forma metódica, cómo se debe de efectuar esta actividad, repasarla mentalmente (mediante la visualización) las veces que sean necesarias para comprender totalmente los pasos o secuencias que debes seguir para efectuarla. **CONVENCIMIENTO,** debes estar convencido de que vas a realizar la destreza o actividad planeada, tener la voluntad de realizarla, sabiendo que el desarrollo de ésta para realizar alguna actividad toma tiempo y no se desarrolla de la noche a la mañana. **CONFRONTAR** la actividad a efectuar. Cuando queremos ejecutar un nuevo método de estudio o actividad física podríamos encontrar dificultades en el proceso de comprensión y convencimiento para efectuarla, por lo cual es necesario confrontar el método con un buen supervisor (en el ámbito laboral) con un buen maestro (en el ámbito escolar) o contar con un excelente entrenador en el ámbito deportivo. **COMPROMISO,** este concepto propone que el joven se comprometa en desarrollar la destreza física, deportiva o mental, debe mantener el compromiso de realizarla recordando que una destreza no se desarrolla con un día de práctica; sin embargo, algunos jóvenes, al poco tiempo de practicar una actividad adquieren una destreza inusual para realizarla, a estos individuos se les considera con talento excepcional.

CONGRUENCIA, debe existir unificación o coherencia entre lo que pensamos al realizar una actividad o acción, de tal forma que no exista diferencia entre el pensamiento, la decisión y la acción. Finalmente, estos 6 conceptos que forman la metodología para formar un hábito positivo se complementan con la *REPETICIÓN.* Como fue descrito previamente, la tenacidad o constancia con que se realice en forma correcta una destreza, se formará la memoria del hábito a realizar, el cual se expresará en forma espontánea cuando se lo solicite a nuestro cerebro. Este concepto se refiere a la repetición sistemática de algo, la cual involucra y relaciona todas las partes del esquema (encadena cada una de las 6-C). La mejora continua es parte fundamental en la cual no se dejan las cosas al azar.

En la formación de un hábito positivo con relación al fútbol, el niño o adolescente ha *conocido* (observado) una determinada actividad o destreza motora, la ha *comprendido* (entender y practicar) en forma adecuada, está *convencido* en efectuarla, la ha *confrontado* con un buen entrenador con experiencia, ha decidido que se *compromete* en realizar la actividad las veces necesarias en forma *congruente* entre pensamiento-acción y la efectúa repetidamente o de manera *constante* hasta obtener la destreza en realizar alguna actividad física, mental o laboral. Un ingrediente importante en el funcionamiento cerebral, es la *REPETICIÓN.* El cerebro aprende conceptos a base de repetición, con lo cual se forman vías o trayectos nuevos (carreteras) de nuevos conocimientos que, en el curso de la repetición, se agrega la formación de mielina que cubre estas nuevas vías o carreteras (pavimentación) con buen material o grosor de mielina; estas vías transmitirán, de los músculos hacia el cerebro y viceversa, la información necesaria para efectuar alguna actividad mental, física o deportiva con excelente velocidad y coordinación. Los mecanismos neurológicos de mielinización que se generan en los procesos de aprendizaje son similares a los que se producen en los procesos de recuperación o reparación del cerebro después de una lesión.

La clave para el desarrollo del talento incluye los conceptos previamente descritos, sin embargo, para generar la grandeza del talento en el área deportiva en el caso particular del fútbol se requiere inicialmente la MOTIVACIÓN la cual es el inicio, la detonación que determina el deseo de realizar alguna actividad deportiva. La motivación es el combustible que se requiere para mantener el deseo de alcanzar un objetivo. En segundo lugar, se requiere la presencia de un maestro o ENTRENADOR EXPERTO, que pueda transmitir adecuadamente el conocimiento que enseñe al alumno las 6-C+1 es decir, que haga que el alumno *conozca* a fondo una determinada actividad, que pueda entender cuando ha *comprendido* la destreza en forma adecuada, que esté *convencido* en efectuarla, que la ha *confrontado* entre alumno y entrenador, que ambos se han *comprometido* en realizarla en forma *congruente* y *constante.* En tercer lugar se requiere la realización de una PRÁCTICA INTENSA Y REPETITIVA por un tiempo definido, de acuerdo a las diferentes destrezas a desarrollar. La práctica intensiva es importante para la obtención de una destreza para cualquier actividad, sin embargo, ésta requiere la presencia de energía, pasión y compromiso. Es decir, la motivación y la práctica intensa y repetitiva son los dos mecanismos fundamentales para llevar el desarrollo del talento a la grandeza o al alto rendimiento. Nuevamente debo mencionar que el cerebro trabaja, aprende y guarda en los procesos de memoria los actos que se realizan en forma adecuada y repetitiva tanto en el proceso de crecimiento y desarrollo del niño o adolescente, como en la vida adulta.

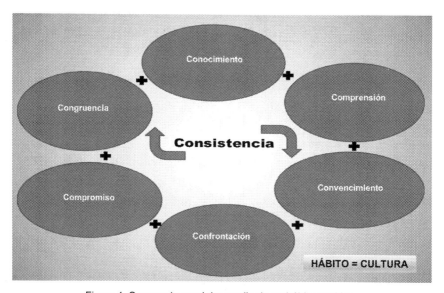

Figura 1. Secuencia en el desarrollo de un hábito positivo.

Conocimiento	Información necesaria para dominar algún tema, actividad o proceso específico	• Saber lo que quiero • Buscar información • Actualizar información
Comprensión	Entender bien lo que se ha aprendido del tema, actividad o proceso específico	• Entender el proceso • Entender sus variables
Confrontación	Cuestionar el conocimiento o aprendizaje para lograr mejor comprensión, ajustarlo, perfeccionarlo	• Formación de tesis • Enfrentar antítesis • Desarrollo de síntesis
Congruencia	Unificar pensamiento con la acción de tal forma que no existan diferencias entre ellos	• Pienso • Decido • Actúo
Compromiso	Poner en práctica nuestras convicciones	• Sé lo que quiero • Sé como lograrlo • Lo hago
Convencimiento	Tener la certeza de lo que queremos	• Seguridad personal • Creencias firmes • Lucha incansable
Consistencia	Repetición sistemática de algo. El cerebro forma memoria a través de la repeticion	• No dejar cosas al azar • Mejora continua • La constancia influye en todas las variables

Tabla 1. Como formar un hábito que te conduzca al éxito. La forma de ser y hacer una actividad con éxito. Las 6 "C" + 1.

Hábitos y Consejos

Hace 160 años, Benito Juárez García, abogado, político mexicano de origen indígena y presidente de México (1857 a 1872) describió: *"La constancia y el estudio hacen a los hombres grandes, y los hombres grandes son el porvenir de la Patria"* Desde entonces e incluso desde años antes, se conoce y se ha determinado que la constancia o tenacidad genera la grandeza de los individuos, la constancia en el estudio, trabajo, o en actividades deportivas, formará una disciplina valiosa y adecuada para el individuo, su familia y para nuestra patria. Los avances en las neurociencias indican que la perseverancia (repetición) de un acto o hábito formará una disciplina que nos debe conducir al éxito en cualquier actividad que el niño y adolescente se desee involucrar *"El cerebro forma memoria de trabajo a través de la repetición"*. No obstante, es importante y necesario mencionar que al llegar a la tercera década de la vida, en todo ser humano se inicia la pérdida diaria de neuronas. Se desarrolla un fenómeno de Apoptosis o también conocida como "muerte neuronal programada". Cada uno de nosotros tenemos un programa de pérdida de neuronas en el curso de nuestra vida. Nuestros hábitos negativos pueden dañar nuestro cerebro. A partir de los 35 años de edad el cerebro empieza a perder cerca de 10,000 neuronas por día, este número se incrementa si se tienen malos hábitos dietéticos, se abusa del alcohol, del tabaco o se utilizan drogas. Se ha estimado que en una borrachera se puede incrementar en 10 veces la pérdida neuronal diaria. El aumento de la presión arterial, el alcohol en exceso, uso de marihuana y drogas, incrementan la muerte de las neuronas y el estrés impide la formación de nuevas neuronas e incluso las destruye.

Otros factores que deben formar parte de la instrucción a nuestros hijos desde la infancia, y recalcarlos en la adolescencia, son las fortalezas que deben formar parte de la escala de valores de cada individuo que incluyen: respeto, honestidad, responsabilidad, amistad, solidaridad, justicia, empatía, puntualidad, disciplina, orden y limpieza. El enseñar a nuestros hijos dentro del ámbito familiar y reforzarlos en el campo de entrenamiento y en los partidos de fútbol, redundará en la formación de excelentes hijos, estudiantes y deportistas con altos niveles de compromiso con la sociedad y con sus semejantes.

Nosotros como adultos, al igual que el entrenador en el deporte o el maestro en la escuela, debemos repasar con los niños los conceptos fundamentales de la escala de valores que debe ir formando el niño o el joven, profundizando en estos de acuerdo a la edad del infante. Debemos repasar las virtudes entendiendo por éstas "la costumbre de hacer cosas buenas". Las virtudes teologales comprenden: **a) Fe.** La cual es creer en todo aquello que no entendemos y que no vemos ya que si lo entenderíamos entonces pasaría a ser parte de la ciencia. Los profesores y los entrenadores en infantiles y juveniles, debemos fomentar en el niño y el joven el tener Fe en sí mismos, tener confianza en que pueden realizar cualquier actividad que se propongan, inculcarles que deben mantener en su mente esta virtud, que sepan y concienticen que pueden lograr la excelencia en el deporte, el estudio o actividad física que les guste; **b) Esperanza.** Esta virtud debe ser comentada en forma individual y grupal, comentarla y repetirla tantas veces como sea posible. La esperanza nos libera del desaliento, de la tristeza o del pesimismo, además de que nos alegra el corazón haciéndole esperar la felicidad; siempre debemos tener la virtud de la esperanza, es decir que cada día podemos esperar mejores cosas al realizar cualquier actividad deportiva o académica ejecutándola con disciplina, dedicación y máximo esfuerzo **c) Caridad.** Virtud que debe ser parte continua de nuestra formación dentro de la familia, en nuestra casa, en la escuela; es el esforzarse por ayudar a nuestro prójimo o a nuestro amigo en mala situación académica, económica o de salud. Debemos siempre dar gracias por lo que se nos da y ofrecer lo que hacemos. Además de estas virtudes donde la Fe y la Esperanza son importantes en los procesos intensos de entrenamiento de fútbol, el joven deberá tener en mente estas fortalezas que deberán generar la motivación indispensable que se requiere y son importantes en la maduración de la inteligencia emocional.

Existen otras virtudes importantes que participan en el crecimiento emocional y en la atención y concentración del joven durante el desarrollo de competencias, principalmente si éstas son entre individuos de alto rendimiento. Las virtudes cardinales (o morales) son hábitos que condicionan la voluntad, hacen al individuo ser cabal desarrollando buenos hábitos y voluntad. Incluyen a la *prudencia, justicia, fortaleza* y *templanza*, las dos últimas son particularmente importantes en el deporte de alto rendimiento. a) **Prudencia.** Esta virtud determina lo que conviene realizar en cada caso particular, se guía por la razón, requiere pensar con madurez y tomar decisiones con sabiduría, buscando el bien; debemos siempre preguntarnos si es adecuado lo que vamos a realizar. Esta virtud la necesita todo ser humano para cualquier actividad. Debido a mi profesión como doctor en medicina, la considero importante en el trabajo diario, sin embargo, es igualmente necesaria en quienes tengan algún cargo directivo donde me permito incluir a directores técnicos, entrenadores, educadores, sacerdotes, maestros, padres de familia, etc.; b) **Justicia.** Es la virtud que nos indica ser justos en nuestras decisiones, debemos dar a los demás lo que les pertenece y lo que es debido. La justicia es necesaria para el orden, paz, bienestar y veracidad en todo, respetar al prójimo. Ser justo en calificar a un alumno, en la decisión de alinear a un jugador en algún partido de fútbol y en la toma de decisiones; c) **Fortaleza.** Esta virtud es importante en el desarrollo de una competencia de fútbol, incluso cuando vamos a efectuar un examen en alguna carrera profesional o al realizar una entrevista de trabajo. Esta virtud debe ser estimulada por el entrenador de niños y adolescentes para que participe en la maduración de la inteligencia emocional. Es de gran utilidad en competencias deportivas, sean o no de alto rendimiento. La fortaleza nos exhorta a contar con la fuerza mental necesaria para perseguir el bien sin detenernos, modera la audacia de la juventud evitando que esta desemboque en temeridad. La fortaleza requiere de voluntad para conquistar metas venciendo obstáculos, nos hace resistir el desaliento, la desesperanza y resistir los halagos. Para crecer en fortaleza se debe tener un profundo convencimiento de las grandes verdades: mi origen, mi fin, mi felicidad y mi espíritu de sacrificio; d) **Templanza.** Virtud importante en el joven que va creciendo, sea en el deporte profesional o en alguna carrera universitaria. Indica la mesura que se debe tener para regular la inclinación a los placeres que nos ofrece la vida, conteniéndolos dentro de los límites de la razón. El joven debe tener ponderación y templanza para comprender que existen condiciones o invitaciones que no están acordes con el buen desempeño escolar o deportivo. Debe frenar la asistencia a lugares o placeres que distraen la atención y frenan el desarrollo físico-atlético e intelectual. La templanza dicta sobriedad y continencia. La persona con templanza tiene además humildad y mansedumbre. El joven debe perseverar en virtudes que son trascendentales en actividades deportivas encaminadas hacia el alto rendimiento estas son fe, esperanza, fortaleza y templanza las cuales le permitirán alcanzar las metas más altas en cualquier disciplina.

Consejos para un Hijo.

A lo largo de mi vida como hijo, padre, maestro, entrenador de fútbol y dirigente deportivo, en mi proceso de educación a mis hijos y durante más de 30 años dedicados a la enseñanza de la medicina y neurología con estudiantes de pregrado y de posgrado, he recopilado diferentes consejos que son útiles para niños y adolescentes, no importando la actividad que vayan a desarrollar. Muchos de estos consejos, que además forman parte de la escala de valores, provienen de mi padre, mis hermanos, de entrenadores que tuve durante mi paso por el fútbol profesional, al igual que de amigos y pacientes que me han brindado la confianza de atenderles en mi consultorio médico.

1. Actúa siempre con honestidad y responsabilidad
2. Aprende a tolerar fracasos, cuanto antes será mejor
3. El deporte te enseña la capacidad de tolerancia
4. El deporte te brinda una segunda oportunidad, la vida no
5. No crecerás si no enfrentas y resuelves problemas
6. La felicidad se gana con esfuerzo y trabajo
7. Las decisiones tienen recompensa o consecuencia
8. Aprende a obedecer para después saber dirigir
9. Practica con firmeza hábitos saludables diariamente
10. Trabaja y ahorra, nunca gastes más de lo que ganas
11. El éxito es la recompensa de la práctica ordenada e intensa
12. El éxito puede tomar más tiempo de lo que esperas
13. Aprende a gobernarte a ti mismo antes que a los demás
14. La habilidad sin inteligencia no es suficiente para triunfar
15. Nadie te regala nada, el triunfo se logra con esfuerzo
16. Mantén buena relación con todas las personas
17. Expresa tus opiniones de manera serena y clara
18. Escucha a los demás, escucha antes de expresar tu opinión
19. No te compares con los demás, nunca será saludable a tu mente
20. Disfruta tus triunfos y éxitos, además aprende de tus fracasos
21. Cultiva la fortaleza y estabilidad de tu estado de ánimo
22. Abandona con elegancia y gallardía las cosas de la juventud
23. No te desgastes con pensamientos obscuros o negativos
24. Conserva la paz con tu alma
25. Sé alegre todo el tiempo que te sea posible

En los años setenta cursaba los primeros años de la carrera en la Facultad de Medicina de la UANL y escuché en la radio una canción que era realmente un poema *"Desiderata"* interpretado por el Sr. Arturo Benavides, locutor nacido en la ciudad de Monterrey, N.L. (1936-1997). Grabó un disco de poemas que incluía "Oración del Padre" del General Douglas Mc Arthur, "No Claudiques" de Kipling y "Desiderata" escrito por Max Ehrmann poema ampliamente conocido sobre la búsqueda de la felicidad. Al escuchar este poema en la radio con la elegante voz del Sr. Benavides, no tardé en conseguirla y escucharla repetidas veces aprendiendo los consejos que vierte este poema y pasaron a constituir la forma en que confronté mi vida como estudiante y como futbolista de alto rendimiento.

Pasajes y Frases para la Vida y el Fútbol.

Dos niños patinaban en un lago congelado de Alemania, una tarde nublada y fría. Jugaban despreocupados, de repente el hielo se quebró y uno de los niños cayó quedando apresado en la grieta del hielo. El otro niño, viendo a su amigo preso y congelándose, tiro uno de sus patines y comenzó a golpear el hielo con todas sus fuerzas hasta que, por fin, pudo conseguir quebrarlo y liberar a su amigo. Llegaron en ese momento los bomberos y preguntaron, ¿Cómo le hiciste?, es imposible que consiguieras partir el hielo siendo tan pequeño y con tan poca fuerza. El Sr. Albert Einstein pasaba por ahí y pregunta a los bomberos ¿Qué cómo lo hizo? Es muy sencillo, "lo hizo porque no había nadie para decirle que no era capaz". *Albert Einstein*

1).....Al que mucho se le da, se le exigirá mucho, y al que mucho se le confía, se le exigirá mucho más. *San Lucas (Lc. 12, 32-48).*

2) "No existe una manera fácil. No importa cuán talentoso seas, tu talento te va a fallar si no lo desarrollas. Si no estudias, si no trabajas duro, si no te dedicas a ser mejor cada día". *Will Smith*

3) El jugar al fútbol es muy fácil, pero jugar fácil al fútbol es lo más difícil que hay. *Anónimo*

4) Nunca dejes que nadie te diga que no puedes hacer algo... Si tienes un sueño, tienes que protegerlo. Las personas que no son capaces de hacer algo te dirán que TÚ tampoco puedes. Si quieres algo, ve por ello y punto. *Consejo de un maestro*

5) Para llamar la atención no tienes que llenarte de tatuajes, llénate de talento. Michael Jordán

6) La perfección no es alcanzable. Pero si perseguimos la perfección, podremos lograr la excelencia. *Vince Lombardi*

7) Algunos abandonan el fútbol debido al lento progreso. No se dan cuenta que aunque lento, es progreso. JCR

8) Cada fracaso es una oportunidad creada para hacerte avanzar.

9) El trabajo duro puede ganarle al talento, si el talento no trabaja duro.

10) Hacer o no hacer algo, solo depende de nuestra voluntad y perseverancia. *Albert Einstein*. Hazlo tan simple como sea posible, pero no más. *Albert Einstein*

11) Mientras el tímido reflexiona, el valiente va, triunfa y vuelve. *Proverbio Griego*

12) No camines delante de mí, porque puede que no te siga. No camines detrás de mí, porque puede que no te guíe, Camina junto a mí y sé mi amigo. *Albert Camus*

Capítulo Once

Zurdos, Extranjeros, Educación

Existe en el mundo un grupo especial de individuos que son ZURDOS. Este grupo tiene que confrontar al mundo diseñado para diestros. El zurdo por definición tiene preferencia para utilizar brazo-mano izquierda para destrezas motoras tales como escritura, señalar, lanzamiento de objetos, capturar e incluso utilizar la pierna-pie izquierdo para patear un balón, caminar, correr y pedalear una bicicleta. Tiene además dominancia para utilizar el ojo izquierdo (en cámaras, telescopios, microscopios) y el oído izquierdo (en teléfono, audífonos). En general esto indica que el hemisferio cerebral derecho es el dominante. Sin embargo, esta dominancia motora no se aplica en el área de especialización cerebral para habilidades de lenguaje. Un estudio neurológico de los años sesenta indica que la mitad de los zurdos tienen como dominante para el lenguaje al hemisferio cerebral izquierdo tal y como lo tienen los individuos que son diestros.

El ambidiestro tiene habilidades motoras en ambas manos y pies, se considera que tienen doble dominancia cerebral motora en lóbulos frontales, incluso para el lenguaje y, por consecuencia, mayor reserva cerebral. El porcentaje de la población del sexo masculino que es zurda es del 13 %; en las mujeres la zurdería alcanza el 9%. En una familia, si uno de los padres es zurdo, alguno de los hijos recibirá esta herencia. En las últimas dos décadas se ha desarrollado la hipótesis de la participación de la genética en determinar la zurdería. Científicos que han investigado la dominancia cerebral sugieren que los genes LRRMT1 y el PCSK6 modifican el desarrollo de la asimetría, ocasionan inversión de la dominancia cerebral y determinan que el niño, desde temprana edad, realice actividades motoras con la mano izquierda. Lo que es importante establecer es que a través de entrenamiento y de repeticiones es posible que un niño o adolescente puedan desarrollar la capacidad de ser ambidiestros. Algunos entrenadores de fútbol favorecen el desarrollo de habilidades con ambas piernas, con ejercicios apropiados y repeticiones frecuentes, aunque he observado en nuestro medio que no todos los entrenadores de categorías infantiles tienen la capacidad para enseñar esta habilidad, necesaria no solo para el fútbol sino también para actividades académicas y futuras actividades laborales. Los diestros son más torpes en utilizar la mano izquierda, en cambio los zurdos son más hábiles en utilizar la mano derecha.

El término "dominancia cerebral" ha sido históricamente utilizado por los neurólogos para describir cuál de los hemisferios cerebrales tiene el rol más importante para el control del lenguaje y habla en el ser humano. Sin embargo, los neurólogos preferimos utilizar el término de "especialización" hemisférica para describir ciertas regiones cerebrales que están especializadas para una función particular (ej. lenguaje, visión, control motor, etc.). Llama la atención que las mujeres tienen los botones de la blusa en el lado contrario donde se encuentran los botones de las camisas de los varones. Esta costumbre viene desde las épocas Victorianas, donde las damas eran vestidas por asistentes, sin que esto haya alterado la dominancia cerebral; de hecho, existen 1.5 veces más zurdos que mujeres zurdas. Esto proviene de los niveles de testosterona que produce el feto hacia el líquido amniótico durante su estancia en el útero de la madre. Existen frases interesantes, pero excéntricas y arrogantes en el fútbol profesional (principalmente en Argentina) que se han popularizado en nuestro país, debido a la escasés de jugadores con el perfil izquierdo que mencionan: *"no hay zurdo malo"*, *"el zurdo vale doble"*. No obstante, si bien el ser derecho o zurdo ocurre desde la temprana infancia con influencia genéticamente determinada, a un niño o adolescente se le puede enseñar y entrenar a tener destrezas motoras con ambos perfiles, es una condición que puede y debe ser madurada durante los entrenamientos. La enseñanza de destrezas motoras en ambos perfiles impulsará hacia mejores resultados si se ejecutan desde temprana edad, aumentando la posibilidad del joven para ser ambidiestro

Políticos & Líderes	Artistas	Deportistas
Gerald Ford	Charles Chaplin	Edson Arantes "Pelé"
George Bush	Pablo Picasso	Diego A. Maradona
Bill Clinton	Greta Garbo	Lionel Messi
Ronald Reagan	Marilyn Monroe	Johan Cruyff
Nelson Rockefeller	Paul McCartney	Romario da Souza
Fidel Castro	Leonardo DaVinci	Hugo Sánchez
Napoleón Bonaparte	Jimi Hendrix	Andrés Guardado
Leonardo DaVinci	Robert DeNiro	Manuel Negrete
Benjamín Franklin	Vicky Carr	Óscar de la Hoya (Box)
Steve Forbes	Phil Collins	Larry Bird (Basquet)
Herbert Hoover	Robert Redford	Jimmy Connors
Harry S Truman	Brad Pitt	Ramón Ramírez
John F. Kennedy Jr.	Julia Roberts	Alberto García-Aspe
Albert Einstein	Sylvester Stallone	George "Babe" Ruth
Robert McNamara	Bruce Wills	Martina Navratilova

Tabla 1. Algunos zurdos famosos (agosto 13, Día Internacional del Zurdo)

Extranjeros en el Fútbol Mexicano

En los últimos años se ha incrementado la polémica con relación al número de extranjeros aceptados en los equipos profesionales del fútbol mexicano. Es indudable que en cualquier empresa o institución educativa de nuestro país, y de cualquier parte del mundo, se aceptan individuos de todas partes del mundo, siempre y cuando tengan las cualidades, destrezas o conocimientos que no tengan en dicha empresa, para favorecer el desarrollo de estos conocimientos en nuevos empleados o en jóvenes integrantes de la institución. Lo mismo considero debe ocurrir en el fútbol siempre y cuando se mantengan dos condiciones básicas: 1) Que el futbolista contratado realmente tenga condiciones superiores a lo que existe en nuestro país, o al menos en el club que le contrata, 2) Que se generen en cada club profesional, e incluso en todas las instituciones deportivas de nuestro país, las condiciones de enseñanza apropiadas con entrenadores capaces (nacionales o extranjeros) que generen el crecimiento, maduración y desarrollo deportivo en niños y jóvenes que redunden en una competencia más adecuada para los jóvenes futbolistas mexicanos. Indudablemente la competencia deportiva siempre generará crecimiento para cada institución y finalmente para el fútbol mexicano.

Soy lector del "El Norte", este periódico cuenta con grandes escritores en todas sus secciones. La sección Cancha tiene como colaboradores a ex-jugadores profesionales de gran experiencia en el fútbol (lo practicaron a excelente nivel) incluyendo a Roberto Gómez Junco y Carlos Alberto Bianchezi "Careca", menciono también a Sancadilla, entre otros.

Asimismo, tengo especial admiración por buen número de escritos de Mario Castillejos (QEPD). A continuación describo algunos de ellos de gran significado para nuestro fútbol infantil y juvenil:

A) Mario Castillejos (Cancha 14/enero/2016). El debate sobre la pérdida de oportunidades que supuestamente usurpan futbolistas no nacidos en territorio nacional tuvo respuesta de dos naturalizados: "no vengan a decir que nosotros somos los responsables, no es así" (Daniel Ludueña). "Es una excusa del jugador mexicano, que no le dan oportunidades, porque sí las hay" (Juninho). ...*El incremento de futbolistas no nacidos en México, lejos de ser la causa del problema, solo es el efecto.* ...de 470 trabajos posibles, 160 son de no nacidos en México (34%). Inglaterra (63% de extranjeros) no ha sido potencia ni antes de la oleada de importados en 1996, ni después. Hace un par de años determinó que su estancamiento frente a la selección de España *se fundamentaba en sus 1,300 adiestradores certificados por la UEFA contra los 15,000 que tiene el fútbol español* (base de la pirámide formativa de prospectos a partir de los ocho años de edad). *¿Cuántos adiestradores formativos certificados tenemos en México?* CERO, es más, el Carnet ni siquiera existe. Considere que el número de menores de 24 años en España es menor a la mitad que en el nuestro (30 millones). Este es el único detonante del problema. *¿De qué sirve tener muchos niños y muchas pelotas de fútbol, si no tenemos el método comprobado*, junto a quienes tienen que aplicarlo para exponenciar a los prospectos más aptos al "alto rendimiento"? *¿Cómo tomarían nuestros Chovinistas actores futboleros la acción de importar unos 100 adiestradores extranjeros certificados*... mientras empezamos a fabricar nuestros mexicanísimos formadores? En el inter, los no nacidos en México nos seguirán ganando la batalla en cancha propia.

Comentario: Este artículo nos conduce a las siguientes reflexiones: 1) Indudablemente la presencia de gran número de extranjeros en nuestro fútbol profesional, incluyendo primera división, primera A, sub-20, incluso en algunos equipos de tercera división han contado con extranjeros en su plantilla (ej. Gavilanes F.C. 1998), *lejos de ser la causa del problema, solo es el efecto* de las deficiencias en nuestro sistema de formación. Algunos equipos han confrontado directamente esta ambigüedad con buenos resultados, previamente el C. F. Atlas, Pumas de la UNAM y actualmente el C.F. Pachuca; 2) No hay entrenadores que cuenten con la preparación y metodología certificada para desarrollar las destrezas que se requieren para la práctica del fútbol en la niñez de nuestro país. No existe un carnet que certifique que los adiestradores de categorías infantiles y juveniles están preparados para realizar procesos de entrenamiento, maduración y desarrollo de niños y jóvenes tal y como lo ha realizado España en las últimas dos décadas.

Estados Unidos, país con menor tradición futbolística que el nuestro, cuenta con cursos de preparación y exámenes para obtener carnet de entrenador para niños menores de 8 años, otro carnet para entrenar niños de 8 a 10 años y así en forma progresiva. En nuestro país no se cuenta con *adiestradores formativos certificados;* 3) Tenemos gran número de niños y jóvenes que pueden y deben recibir entrenamientos adecuados para desarrollar destrezas y talentos encaminados al fútbol. Sin embargo, no contamos con adiestradores y el método acorde con las características físicas, anatómicas y fisiológicas del niño y adolescente mexicano. Además, en la mayoría de los estados de la República Mexicana, solo los clubes profesionales cuentan con instalaciones adecuadas para llevar a cabo la metodología de entrenamiento que se requiere para desarrollar el talento. Por lo tanto es indiscutible que *no tenemos el método comprobado* para desarrollar a nuestros jóvenes futbolistas y la pregunta que resta contestar es, si ¿Se requiere ... *importar unos 100 adiestradores extranjeros certificados para incrementar las destrezas futbolísticas en nuestros jóvenes y que puedan competir por un puesto en algún equipo?. El desarrollo de nuestro fútbol dependerá, por el momento, en el mayor número de extranjeros que tendrán los equipos profesionales a partir del año 2016 con la regla 10/8 y actualmente regla 9/9.*

B) Un periodista Argentino publicó en 2011 "La dura historia de Carlos Sánchez", ex jugador de los Rayados de Monterrey. El artículo describe cómo ha sido la vida y trayectoria de este futbolista, nombrado el mejor jugador de América del año 2015. Estas características de conflictos en el entorno familiar, pobreza y limitado nivel de educación, existen en gran número de futbolistas de nuestro país, "por no decir la mayoría". Me atrevo a mencionar que esto mismo ocurre en otros países de Latinoamérica y Sudamérica. Mario Castillejos (Cancha 25/Abril/2016) describe en su artículo a Carlos Sánchez "A los ocho años su papá lo abandonó y lo dejó en la calle…. se curtió en picados en los que la pelota se iba al lateral y le mostraban un revólver. Creció en un Fuerte Apache Uruguayo, con un vaso de leche como única cena. En una familia de 10 hermanos de cuatro padres distintos, Carlitos le puso el pecho y salió a pelearle al destino". "…. por suerte mi tío, el hermano de mi mamá, nos hizo un lugar en su casa…. en cuanto a su primer roce con el fútbol platicó: "Todo el día lo pasaba en la calle detrás de la pelota, en realidad cuando había para comer en la casa tampoco me enteraba, porque yo estaba jugando al fútbol en la calle. Jugaba por plata, en cancha de tierra, patada viene, patada va, piñas, de todo. Había barrios en que si ganabas, te esperaban con revolver afuera o te cascoteaban el camión en el que volvías. A partir de ahí ya no le tuve miedo a nada. Con esos partidos me recibí de hombre". Y remata el periodista Diego Borinsky: "Uno no se sorprende al comprobar que el fútbol es hijo de la miseria". "A veces hallo tan grande a la miseria, que temo necesitar de ella", Antonio Porchia poeta argentino.

Comentario: Este artículo nos lleva a las siguientes reflexiones: 1) Aunque las condiciones de educación han mejorado en las grandes ciudades de nuestro país, en el fútbol de mi época y en la actualidad, gran número de futbolistas no han contado con un entorno familiar apropiado y mucho menos con un nivel de educación más allá de la escuela secundaria, debido a que los entrenadores de equipos profesionales tienen el concepto de "estudias o juegas fútbol", cuando realmente ambas condiciones son complementarias, potencian capacidades del joven y no deben ser impedimento una de la otra. Sería mejor para un entrenador tener jugadores educados, inteligentes, con gran capacidad e inteligencia emocional; 2) Lo comentado por Sánchez "Todo el día lo pasaba en la calle detrás de la pelota…" indica lo que he descrito en algunos capítulos de este libro, acerca de que nuestro cerebro aprende destrezas motoras, intelectuales o laborales a través de la repetición y este aprendizaje sería mejor si se encuentra supervisado por un entrenador con conocimientos; 3) Niños y adolescentes leen en revistas y periódicos los éxitos económicos y sociales de deportistas de élite. Su ilusión es llegar a ser como ellos. Sin embargo, desconocen que representa tener gran dedicación, significativo esfuerzo, pasar penurias, privaciones y, muchas veces, soportar malos tratos de entrenadores, compañeros y directivos. El fútbol es de mucho sacrificio y resiliencia que jóvenes de nuestro país de un adecuado entorno familiar y social, no están dispuestos a soportar. Aquellos que no cuentan con características de estabilidad en el entorno familiar y social, aguantan las vicisitudes y penurias que representa llegar a debutar en el fútbol profesional.

C) En Francia 2016 se llevó a cabo la Eurocopa de fútbol. Islandia sorprendió al mundo por su alto nivel de competencia, llegando a eliminar a potencias europeas. Un país con 330,000 habitantes clasificó a cuartos de final. Inmediatamente me pregunté ¿Cómo es posible que un país tan pequeño llegó a grandes alturas en el fútbol europeo, a pesar de contar con menos habitantes que cualquiera de las grandes ciudades de nuestro país?, ¿Cómo le hicieron? Islandia es un país con uno de los sistemas educativos más avanzados del mundo. Su población esta alfabetizada en un 99%, la mayoría de las escuelas son públicas y todos tienen obligación de estudiar de los 6 a los 16 años. Con el dinero que reciben de la Unión Europea de Fútbol Asociado (UEFA), al igual que el resto de los países afiliados, más la contribución del gobierno islandés, en el año 2001 se creó el Programa de Desarrollo del Fútbol. El director de la selección de fútbol de Islandia, Lars Lagerbäck, explica "parte del verdadero éxito aquí, en el más alto nivel, es que tienen entrenadores bien educados y los jugadores inician a los cinco o seis años". Islandia tiene unos 600 entrenadores calificados, 400 de ellos con al menos una licencia B de la UEFA (un nivel antes de la que se requiere para dirigir un club de la liga premier inglesa). En este país se requiere una licencia B de UEFA para dirigir jugadores a partir de los 10 años y una mitad de esta licencia para dirigir a menores de ocho años. Cada entrenador en Islandia recibe sueldo y la familia de cada niño paga una anualidad. Islandia tiene 21,500 jugadores profesionales (6.5 % de la población), en México tenemos 324,595 jugadores profesionales (0.3 % de la población). En Islandia, clubes y autoridades se unieron para crear enormes complejos deportivos a lo largo del país, con canchas sintéticas, techadas, con aire acondicionado para que cualquier interesado en jugar fútbol lo hiciera bajo la dirección de un entrenador calificado. Los campos son de pasto artificial de 5ª generación para evitar las inclemencias del clima (que puede ser muy extremo) y se localizan cercanas a las escuelas para que los niños puedan asistir después de clases. En esas mismas canchas entrenan los clubes de fútbol de primera división, por lo cual todos conviven, desde los más pequeños hasta los profesionales.

El Estadio Nacional de Islandia, que se encuentra ubicado en la capital Reykjavik, tiene capacidad para 9,800 aficionados. Es un estadio abierto, por lo cual los partidos pueden verse desde la calle detrás de cada portería. El portero Hannes Thor Halldorsson trabaja como director de cine. Heimir Halgrimsson es el entrenador asociado y al terminar la Eurocopa 2016 se convirtió en el entrenador en jefe de la selección de Islandia. Es dentista y tiene su clínica dental que atiende regularmente, excepto cuando viaja o cuando se concentra con la selección y describe "¿Qué nos cambió? nuestro entrenamiento, nuestras instalaciones, la forma en que trabajamos. Hay una explicación para todo. Y cuando ves lo que ha pasado, tiene sentido". Con constancia, trabajo y pasión, Islandia se ha convertido en una nación futbolera que compite al tú por tú con cualquier potencia europea de fútbol o del mundo. *(Luis Rodrigo Gómez. Cancha 29/Junio /2016).*

¿Qué reflexiones nos deja Islandia con relación a los cambios efectuados en el fútbol con un programa nacional bien estructurado, con adecuado seguimiento, que los ha llevado a ser ahora respetados mundialmente? a) El éxito que han obtenido aquí, en el más alto nivel, es debido a que cuentan con entrenadores bien educados y los jugadores inician su proceso a temprana edad. Islandia tiene 600 entrenadores calificados, 400 de ellos con al menos una licencia B de la UEFA; b) Clubes y autoridades se unieron para crear enormes complejos deportivos a lo largo del país para que el niño o adolescente entrenara bajo la dirección de un entrenador de fútbol calificado en instalaciones apropiadas; c) El cambio positivo se relacionó a técnicas de entrenamiento, instalaciones y metodología de trabajo.

¿Algún día, nuestro país podrá organizarse de esta manera? quizá el tiempo nos tenga esta respuesta. Ésta deberá estar fundamentada en la **Educación** de los entrenadores, jugadores y dirigentes, en el **orden, la disciplina y la metodología** de los programas y, finalmente, en **instalaciones** adecuadas para el desarrollo de las habilidades y destrezas de la niñez y juventud de nuestro país.

Referencias

1. Coyle Daniel: The Talent Code. Greatness Isn´t Born, It´s Grown. Bantam Dell Publishing Group a Division of Random House Inc., New York, USA 2009.
2. Castillo Ruiz J. Tú eres lo que te imaginas. Conceptos Básicos de Brainaerobics, Teoterapia y Terapia Contemporánea. Opus Editorial, S.A. de C.V. México 2003.
3. Castillo Ruiz J. Inzight. Viaje al centro del cerebro. Opus Editorial, S.A. de C.V. ISBN 978-607-7614-04-3 Monterrey, N.L. México 2010.
4. Méndez-Bertolo C, Moratti S, Toledano R, López-Sosa F, Martínez-Álvarez R, et al. A Fast Pathway for Fear in Human Amygdala. Nat Neurosci 2016 Jun 13. doi: 10.1038/nn4324. Epub ahead of print.
5. Campbell WW. DeJong´s The Neurologic Examination. Sixth Edition. Lippincott Williams &Wilkins 2005. Philadelphia, PA, USA.
6. Anderson B. "Stretching". 30th Anniversary Edition. Shelther Publication, Inc. 2010 Séptima Edición Mayo 2015. RBA Libros, S.A., Barcelona.
7. Restak R. Mozart's Brain and the Fighter Pilot. Unleashing Your Brain's Potential. Harmony Books New York, NY, USA, 1st edition, 2001.
8. Barragán E. El niño y el adolescente con Trastorno por Déficit de Atención, su mundo y sus soluciones. Altius Editores, México, D.F., septiembre 2001.
9. Einstein A. The Theory of Relativity. Out of my Later Years. Secaucus, New Jersey, USA, 1956.
10. Ibarra LM. Aprende mejor con gimnasia cerebral. Garnik Ediciones, México D.F., 11ª edición, enero, 2001.
11. Zierath JR, Hawley JA. Skeletal Muscle Fiber Type: Influence on Contractile and Metabolic Properties. PLoS Biol 2(10): e348. doi:10.1371/journal.pbio.0020348, 2004.
12. Hawley JA, Stepto NK. Adaptations to Training in Endurance Cyclists: Implications for Performance. Sports Med 31: 511–520, 2001.

13. Flück M, Hoppeler H. Molecular Basis of Skeletal Muscle Plasticity— From Gene to Form and Function. Rev Physiol Biochem Pharmacol 146: 159–216, 2003.

14. Booth FW, Thomason DB. Molecular and Cellular Adaptation of Muscle in Response to Exercise: Perspectives of Various Models. Physiol Rev 71:541–585, 1991.

15. Branch CB, Milner B, Rasmussen T. J. Inracarotid Sodium Amytal for the Lateralization of Cerebral Speech Dominance: Observation on 123 Patients. Journal of Neurosurgery 21:399-405, 1964.

16. Annet M. A Classification of Hand Preference by Association Analysis. British J of Psychology 61:330-321, 1970.

17. Holder MK. Famous Left-Handers. Primate Handedness and Brain Lateralization Research. Indiana University, USA; copyright 1995-2005.

18. Crosby P.B. La calidad no cuesta. El arte de cerciorarse de la calidad. Las 6 C´s, Las 3-T. McGraw Hill 1996.

19. Domínguez JL. Las 6-C + Uno. Implementadas en prevision social de CCM, Monterrtey, N.L., México 2001.

20. Redolar, D. et. al. Neurociencia Cognitiva. Madrid: Editorial Médica Panamericana, 2013.

21. Mukamel, R, et al. Responses in Humans During Execution and Observation of Actions. Current Biology. 2010.

22. Gonzalez-Garza MT, Martinez HR, Caro-Osorio E, et al. Differentiation of CD 133+ Stem Cells Amyotrophic Lateral Sclerosis Patients into Preneuron Cells. Stem Cells Translational Medicine. 2 (2): 129-135; 2013.

23. Rangel-Guerra RA, Martínez HR. "Antología Neurológica" libro de texto. Impreso por Editorial de la Universidad Autónoma de Nuevo León. Monterrey, N.L., México, Mayo 2000.

24. Roffé Marcelo. Psicología del Jugador de Fútbol. "Con la cabeza hecha pelota". Ensayos, teorías y experiencias. Lugar Editorial, S.A. Buenos Aires, Argentina, 1999.

25. Howe D, Scovell B. Manual de Fútbol. Ediciones Roca, S.A, México, D.F., 1991.

26. Cuentos de Fútbol 2. Selección y prólogo de Jorge Valdano. Grupo Santillana de Ediciones, S.A., Madrid España, 1998.

27. Vucetich VM, Garduño Cázares JR. Dios también está en tu cancha. La Naranja Editores. Monterrey, N.L., México, 2014.

28. Grand D. BrainSpotting. La técnica revolucionaria que logra un cambio rápido y efectivo. Editorial Sirio, S.A., Málaga, España 2014.

29. Grand D, Goldberg A. Así es tu cerebro cuando haces deporte. Editorial Eleftheria, S.L. Olivella Barcelona, España, 2015.

30. Siegel DJ., Bryson TP. El cerebro del niño, 12 estrategias revolucionarias para cultivar la mente en desarrollo de tu hijo. Alba Editorial, s.l.u Barcelona, España Primera edición, 2012.

Printed in the United States
By Bookmasters